中华烹饪古籍经典藏书

饮食须知

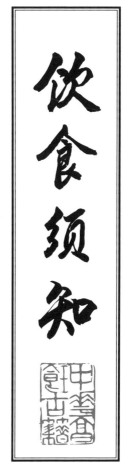

[元] 贾 铭 撰

中国商业出版社

图书在版编目 (CIP) 数据

饮食须知 / (元) 贾铭撰 . - 北京：中国商业出
版社 , 2020.1

ISBN 978-7-5208-0934-4

Ⅰ . ①饮⋯ Ⅱ . ①贾⋯ Ⅲ . ①食物疗法 - 中国 - 元代
Ⅳ . ① R247.1

中国版本图书馆 CIP 数据核字 (2019) 第 216798 号

责任编辑：王 彦

中国商业出版社出版发行

010-63180647 www.c-cbook.com

(100053 北京广安门内报国寺 1 号)

新华书店经销

玉田县嘉德印刷有限公司印刷

*

710 毫米 ×1000 毫米　16 开　16.25 印张　150 千字

2020 年 1 月第 1 版　2020 年 1 月第 1 次印刷

定价：69.00 元

＊＊＊＊

(如有印装质量问题可更换)

《中华烹饪古籍经典藏书》
指导委员会

（排名不分先后）

名誉主任

姜俊贤　魏稳虎

主　　任

张新壮

副主任

冯恩援　黄维兵　周晓燕　杨铭铎　许菊云

高炳义　李士靖　邱庞同　赵　珩

委　　员

姚伟钧　杜　莉　王义均　艾广富　周继祥

王志强　焦明耀　屈　浩　张立华　二　毛

《中国烹饪古籍丛刊》出版说明

国务院一九八一年十二月十日发出的《有关恢复古籍整理出版规划小组的通知》中指出：古籍整理出版工作"对中华民族文化的继承和发扬，对青年进行传统文化教育，有极大的重要性。"根据这一精神，我们着手整理出版这部丛刊。

我国烹饪技术，是一份至为珍贵的文化遗产。历代古籍中有大量饮食烹饪方面的著述，春秋战国以来，有名的食单、食谱、食经、食疗经方、饮食史录、饮食掌故等著述不下百种；散见于各种丛书、类书及名家诗文集的材料，更加不胜枚举。为此，发掘、整理、取其精华，运用现代科学加以总结提高，使之更好地为人民生活服务，是很有意义的。

为了方便青年阅读，我们对原书加了一些注释，并把部分文言文译成现代汉语。这些古籍难免杂有不符合现代科学的东西，但是为尽量保持原貌原意，译注时基本上未加改动；有的地方作了必要的说明。希望读者本着"取其精华，去其糟粕"的精神用以参考。编者水平有限，错误之处，请读者随时指正，以便修订。

中国商业出版社

出 版 说 明

　　20 世纪 80 年代初，我社根据国务院《关于恢复古籍整理出版规划小组的通知》精神，组织了当时全国优秀的专家学者，整理出版了《中国烹饪古籍丛刊》。这一丛刊出版工作陆续进行了 12 年，先后整理、出版了 36 册，包括一本《中国烹饪文献提要》。这一丛刊奠定了我社中华烹饪古籍出版工作的基础，为烹饪古籍出版解决了工作思路、选题范围、内容标准等一系列根本问题。但是囿于当时条件所限，从纸张、版式、体例上都有很大的改善余地。

　　党的十九大明确提出："要坚定文化自信，推动社会主义文化繁荣兴盛。推动文化事业和文化产业发展。"中华烹饪文化作为中华优秀传统文化的重要组成部分必须大力加以弘扬和发展。我社作为文化的传播者，就应当坚决响应国家的号召，就应当以传播中华烹饪传统文化为己任，高举起文化自信的大旗。因此，我社经过慎重研究，准备重新系统、全面地梳理中华烹饪古籍，将已经发现的 150 余种烹饪古籍分 40 册予以出版，即《中华烹饪古籍经典藏书》。

　　此套书有所创新，在体例上符合各类读者阅读，除根据前版重新标点、注释之外，增添了白话翻译，增加了厨界大师、名师点评，增设了"烹坛新语林"，附录各类中国烹饪文化爱好者的心得、见解。对古籍中与烹饪文化关系不十分紧密或可作为另一专业研究的内容，例如制酒、饮茶、药方等进行了调整。古籍由于年代久远，难免有一些不符合现代饮食科学的内容，但是，为最大限度地保持原貌，我们未做改动，希望读者在阅读过程中能够"取其精华、去其糟粕"，加以辨别、区分。

我国的烹饪技术，是一份至为珍贵的文化遗产。历代古籍中留下大量有关饮食、烹饪方面的著述，春秋战国以来，有名的食单、食谱、食经、食疗经方、饮食史录、饮食掌故等著述屡不绝书，散见于诗文之中的材料更是不胜枚举。由于编者水平所限，难免有错讹之处，欢迎大家批评、指正，以便我们在今后的出版工作中加以修订。

中国商业出版社

2019 年 9 月

本书简介

贾铭，元末明初人。祖籍浙江海宁，号华山老人。曾在元朝做过万户（三品武官）。入明时，年已过百岁。明太祖朱元璋在灭元以后，召见过他，询问颐养和长寿之道。贾铭回答说：必须谨慎地对待饮食。他把自己的作品《饮食须知》献给了朱元璋。他活到106岁才寿终，有《饮食须知》等著作传世。

《饮食须知》共分为水火、谷类、菜类、果类、味类、鱼类、禽类、兽类等八卷，论述了三百五十多种饮料和食品。其要旨是指出每一种饮料和食品的味道、性能和食用方法；特别指明它们对人体健康的损益、与各种疾病的关系，以及食物间搭配的相克相忌。这些对人们选择和调配食物的品种、对于养生益寿，不失为可供借鉴的可贵遗产，对研究饮食文化，也有参考价值。

当然，由于历史的局限，书中也有一些不符合现代饮食科学的内容，读者在阅读时，应予以辨识。

中国商业出版社

2019 年 9 月

目 录

序

序

饮食藉以养生，而不知物性有相反相忌，丛然杂进^①，轻则五内不和，重则立兴祸患，是养生者亦未尝不害生也。历观诸家本草疏注^②，各物皆损益相半，令人莫可适从。兹专选其反忌，汇成一编，俾尊生者日用饮食中便于检点耳。

华山老人识

【译】人的生命需靠饮食来维持，但多数人并不知道食物的性能存在相克相忌的道理。倘若杂乱进食，轻则会造成内脏功能失调，重则会立刻招来祸患。这些能够补养生命的东西也未尝不会损害生命。阅读各家《本草》疏注，各种药食之物都是有害有益各占一半，叫人不知道该怎么办。现在专门选择其中相克相忌的食品汇集为一编，使得尊重生命的人在日常饮食当中，便于检验注意而已。

华山老人记

---

①丛然杂进：各种食物一同进食。

②本草疏注：对中药的注解。本草，中药的总称。疏注，注为解释，疏为对解释的进一步理解发挥，合称注疏。疏注与注疏同义。

卷一 水火

天雨水

味甘淡，性冷。暴雨不可用。淫雨及降注雨谓之潦①水，味甘薄。

【译】天下的雨水味甘而淡，性冷，大都可以直接饮用。但是暴雨的水不能饮用，下得过久、过量的雨和倾盆而下的雨水积存地面，叫作潦水，味道甘薄。

立春节雨水

性有春开始生之气。妇人不生育者，是日夫妇宜各饮一杯，可易得孕。取其发育万物之义也。

【译】立春这天的雨水，其性质有开春地气上升、万物开始生长的气息。如果妇女不能生育，夫妻二人于这一天各喝一杯这种雨水，便有助于怀孕，这取自它能够发育万物的功效。

梅雨②水

味甘性平，芒种后逢壬③为入梅，小暑后逢壬为出梅，须淬入火炭解毒。此水入酱易熟，沾衣易烂，人受其气生病，物受其气生霉。忌用造酒醋。澣④垢如灰汁，入梅叶煎汤洗衣霉，其斑乃脱。

【译】梅雨季节的雨水，味甘性平和。芒种以后逢壬日

①潦（lào）水：亦作"涝水"，雨量过多积存于地面的水。
②梅雨：指初夏江淮流域较长的连续雨天。因当时梅子黄熟，故名。
③逢壬：壬为天干节九位。逢壬就是碰上带有"壬"字的一天。
④澣（huàn）垢：洗去污垢物。通浣，洗。

便进入梅雨季节，小暑以后逢壬日结束。梅雨季节的雨水有毒，必须在雨水中浸入烧红的火炭来解毒。这时候的雨水做酱容易发酵，沾到衣服上容易烂。人闻到它的气味会生病，物品接触到它的气味会生霉。也不要用这种水酿酒和醋。但是如果用它来洗刷污垢，效果却出奇的好——就好像用草木灰擦洗器皿一样好用；用梅树的叶子煎汤洗衣服，还能把霉斑洗干净。

液雨水

立冬后十日为入液，至小雪为出液。百虫饮此皆伏蛰[1]。宜制杀虫药饵，又谓之药雨。

【译】立冬以后十天称为入液，到小雪叫作出液，这期间所下的雨就叫"液雨水"。各种虫子喝了它都会潜伏起来开始冬眠。液雨水适合制造杀虫药，所以又被称为药雨。

腊雪水

味甘性冷。冬至后第三戊[2]为腊。密封阴处，数年不坏。用此水浸五谷种，则耐旱不生虫。酒席间则蝇自去[3]。淹藏一切果菜永不虫蛀[4]。春雪日久则生虫，不堪用，亦易败坏。

【译】冬至以后第三个戊日叫作"腊日"，这期间的雪水叫作"腊雪水"，其味甘性冷。把腊雪水密封起来放在阴

---

①伏蛰（zhé）：虫类潜伏起来。伏，潜伏隐藏，即冬眠。
②戊：天干的第五位。意指碰到第三个带"戊"的日子。
③④该说法不实。

冷之处，几年都不会变质。用这种水浸泡五谷种子，长出来的庄稼既耐旱又不生害虫。如果将此水洒到酒席之上，苍蝇自动就飞跑了。用它浸泡保存的瓜果蔬菜，永远不会被虫蛀。不过春天的雪水放久了是会滋生蚊虫的，一般不能使用，也很容易败坏。

冰

味甘，性大寒。止可浸物。若暑月食之，不过暂时爽快，入腹令寒热相激，久必致病。因与时候[1]相反，非所宜也。服黄连[2]、胡黄连、大黄、巴豆者忌之。

【译】冰的效用只适合浸泡东西，它味甘，性大寒，如果在最热的月份吃冰，只不过得到暂时的凉爽痛快，到肚子里使寒热互相冲突，时间长了就会得病。因为冰与季节相反，不属于应季的食物。服用黄连、胡黄连、大黄、巴豆这些药材的人，要忌吃冰。

露水

味甘，性凉。百花草上露皆堪用，秋露取之造酒，名秋露白，香冽最佳。凌霄花[3]上露入目损明。

【译】各种花草上的露水都可以饮用，其味甘性凉。秋

---

①时候：季节。

②黄连、胡黄连、大黄、巴豆：四味中药。

③凌霄花："凌霄"亦名"紫葳"，属紫葳科落叶木质藤本植物。夏季开花，花冠钟状，大而鲜艳，橙红色，上端展开五枚略歪斜的裂片，"凌霄花"即指此。功能却血去瘀。

天的露水用来酿酒，就叫"秋露白"，香甜清爽味道最好。凌霄花上的露水进入眼睛会损伤人的视力。

半天河水 ①

即竹篱头及空树穴中水也。久者防有蛇虫毒。

【译】半天河水，就是篱笆和树洞里的水。放置时间长了，要注意水中会滋生蛇虫的毒。

屋漏水

味苦，性大寒。有大毒，误饮生恶疮。滴脯肉中，人误食之，成瘕②。又簷下雨水入菜有毒，亦勿误食。

【译】屋顶漏下的水叫屋漏水，其味苦，性大寒。有剧毒，误饮了就会生恶疮。若是误吃了滴上屋漏水的肉食，肚子里便会生出肿块痛不欲生。再有房簷下的雨水滴进菜里有毒，也不可误食。

冬霜

味甘性寒。汲时用鸡羽扫入瓶中。密封阴处，久留不坏。

【译】味甘性寒。收取它的时候，要用鸡毛掸进瓶子里，密封放在阴凉的地方，久存不坏。

冰雹水

味咸，性冷。有毒，人食冰雹，必患风癫之证③。酱味不正，

---

①半天河水：指篱笆和树洞里的水。虽然与"河"没有关系，但与地表存在距离，是悬在半空的。

②瘕（jiǎ）：中医学病名，指腹内结块，痛无定处。

③证：与"症"通。

取一二升纳瓮中，即还本性。

【译】冰雹化成的水，味咸，性冷且有毒。人吃了冰雹，必定会得疯癫的病。如果酱味不正，只要以一二升冰雹放入盛酱的瓮里，可以使酱恢复到原有的味道。

方诸水[①]

味甘，性寒，一名明水。方诸以铜锡相半所造，谓之鉴燧之剂[②]，非蚌，非金石。摩热，向月取之，得水二三合，似朝露。

【译】味甘性寒，又名"明水"。方诸用铜锡各一半合炼而成，使用的是叫作鉴燧的合金配方，不是蚌壳，也不是金属和石质合制。把方诸摩擦热了，向着月亮接取露水，可以得到露水二三盒，就像清晨的露水。

千里水

即远来活水，从西来者，谓之东流水，味甘性平。顺流水其性顺遂而下流；急流水其性急速而下达；逆流水其性洄澜[③]倒逆而行。劳水：即扬泛水，又谓甘澜水。用流水二斗，置大盆中，以杓高扬千万遍，有沸珠相聚，乃取煎药。盖水

---

①方诸水：用方诸在月下所取的露水。方诸，古代在月下承露取水的器皿。汉代高诱注《淮南子·天文训》："方诸，阴燧，大蛤也。熟摩令热，月盛时以向月下，则水生，以铜盘受之，下水数滴。"

②鉴燧之剂：镜子与火石的合金配方。鉴，镜子，古人多以铜磨制。燧，火石。然而铜镜与火石无法成为合金。《考工记》上说："鉴燧之齐，金、锡半。"文中也说"以铜锡相半所造"。

③洄（huí）澜：水流回旋激起的波浪。

咸而体重，劳之，则甘而轻。

【译】所谓千里水，就是从远方流来的活水。从西面流过来的叫作东流水，味甘性平。平顺的流水其性情顺从随和，平稳地流下去；急流的水其性情急而快速，流得匆促奔忙；逆流的流水其性情回旋起波浪，倒逆向上游奔流。劳水，就是扬泛水，又叫作甘澜水。用二斗流水，放在大盆里，用杓多次舀起高扬，直到有像沸水小珠聚在一起，就可以用它煎药。因为水咸分量就重，掀动高扬它，就变得味甘而且分量也减轻了。

井水

味有甘淡咸之异，性凉。凡井水，远从地脉来者为上，如城市人家稠密，沟渠污水杂入井中者，不可用。须煎滚澄清，候碱秽下坠，取上面清水用之。如雨浑浊，须擂桃杏仁，连汁投入水中搅匀，片时则水清矣。《易》曰："井泥不食"，慎之。凡井以黑铅为底，能清水散结，人饮之无疾。入丹砂①镇之，令人多寿。平旦第一汲为井华水，取天一真气②浮于水面，煎滋阴剂及炼丹药用。阿井水味甘咸，气清性重。

【译】井水有甘、淡、咸的差异，其性凉。作为井水，凡是从远方延伸过来的地下水脉挖出的井，水质最好。像城

---

①丹砂：即"朱砂"，赤色。古代道士炼丹，即用朱砂。
②真气：中医学名词。由藏于肾的元气，吸入自然界的大气并与饮食水谷之气相结合而成。是维持全身组织器官生理功能的基本物质与活动能力。也有人说：所受于天，与谷气并而充全身者为真气。文中所指乃"所受于天"之气。

市里人口住户稠密，沟渠污水杂乱地流入井中，这样的水不能饮用。必须烧开以后加以澄清，等起碱的秽物沉底，选取上层的清水饮用。如果下了浑浊不洁的雨，必须砸碎桃仁、杏仁，连同榨出的汁液，投入水中搅匀。时间不长，水就清了。《易经》上说："有泥的井水不能喝"，可要小心谨慎。凡是以黑铅做底的井，就能清水散结，人喝了，不会得病。如果把丹砂放入井中镇住水，人喝了，还能长寿。清晨从井里打上来的第一桶水，叫"井华水"。这种水吸取的天一真气浮在水面，适于煎煮滋阴的药剂及炼丹药用。阿井水味又甘又咸，气清性重。

节气水

一年二十四节气，一节主半月，水之气味，随之变迁。天地气候相感，非疆域之分限。正月初一至十二日，以一日主一月，每旦取初汲水，瓶盛秤轻重，重则主此月雨多，轻则主此月雨少。立春、清明二节贮水，曰神水，宜制丸散药酒，久留不坏。谷雨水取长江者良，以之造酒，储久色绀①味洌。端午日午时取水，合丹丸药有效。五月五日午时有雨，急伐竹竿，中必有神水，沥取为药。小满、芒种、白露三节内水，并有毒，造药、酿酒、醋及一切食物，皆易败坏；人饮之，亦生脾胃疾。立秋日五更井华水，长幼各饮一杯，却疟痢百病。寒露、冬至、小寒、大寒四节及腊日水，宜浸造滋补丹丸药酒，

①绀（gàn）：黑里透红的颜色。

与雪水同功。

【译】一年有二十四个节气，一个节气管半个月。水的气味，随着节气的变化而改变。这是由于天地气候互相感应而发生的变化，并非因疆域的划分造成的。正月初一到十二日，以一日主管一个月，每天天亮取来刚从井里打来的水，用瓶子盛好，上秤量量轻重。重了的就是所主管的那个月雨水多；轻了的就是所主管的那个月雨水少。立春和清明这个节气存放的水，叫作"神水"，适合于制作各种丸药、散药和药酒，存放很久也不会坏。谷雨水取自长江的比较好。用它造酒，储存时间久了颜色就会变得黑里透红，味道清爽凛冽。五月五日端午节正午时取的水，用以调和丹药、丸药皆有明效。五月五日正午之时如果下雨，要快去砍伐竹竿，里面必定会有神水，过滤之后可以用来制药。小满、芒种、白露这三个节气当天的雨水都有毒，用来制药、酿酒、做醋以及做各种食品容易腐败，人喝了，易得脾胃方面的病。立秋当日五更时取得的井华水，老、少每人都喝一杯，可以除去疟疾、痢疾等各种疾病。寒露、冬至、小寒、大寒四个节气当日的水和腊日水，都适宜制造滋补身体的丹药、丸药和药酒，和雪水的功效相同。

山岩泉水

味甘性寒。凡有黑土、毒石、恶草在上者勿用。瀑涌激湍之水，饮令人颈疾。昔浔阳^①忽一日城中马死数百，询之，因雨泻出山谷蛇虫毒水，马饮之而死。

【译】山岩间涌出的泉水，味甘性寒。凡是有黑土、毒石、恶草在其中的，不能饮用。喷涌而出的瀑布和湍急飞荡的流水，喝了会使人脖子生病。从前，浔阳城忽然一天就死了几百匹马，经询问，才知道是因为大雨冲泻出来的水混杂了山谷中蛇虫之类的毒素，马喝了以后中毒而亡。

乳穴水

味甘性温，秤之重于他水，煎之以盐花起，此真乳穴液也，取饮与钟乳石同功。山有玉而草木润，近山人多寿，皆玉石津液之协功所致。

【译】钟乳石洞穴中的水，味甘性温，过秤称它重于其他水。烧煮的时候就像有盐花浮起来，这是真正钟乳石山洞里的水，取来饮用与钟乳石滴下的浆液功效相同。山如果有玉石，草木都显得滋润，靠近山峦居住的人能长寿，这都是玉石津液功能所造成的。

温泉

味辛性热，不可饮。下有硫磺作气，浴之，袭人肌肤。水热者，可燂猪羊毛，能熟蛋。庐山有温泉池，饱食方浴，虚人忌之。新安黄山朱砂泉，春时水即微红色，可煮茗。长

---

①浔阳：即今江西省九江市，古时因浔阳江而得名，亦曾名江州。

安骊山礜石泉，不甚作气。朱砂泉虽微红，似雄黄^①而不热，有砒石^②处汤泉浴之有毒，慎之。

【译】温泉的水，味辛性热，不可饮用。温泉下面有硫磺产生的气体，洗浴时，会侵袭人的肌肤。有的温泉水很热，可煺猪毛羊毛，能煮熟鸡鸭蛋类。庐山上有个温泉浴池，吃饱了才可以沐浴，身体虚弱的人要注意。新安黄山有个朱砂泉，春天的时候水色微红，可以煮茶。长安骊山下的礜石泉，没有什么气体。朱砂泉的水虽然微红很像雄黄，但却不热。有砒石的地方，温泉有毒，不可洗浴，要小心谨慎。

海水

性凉。秋冬味咸，春夏味淡。碧海水味咸，性微温，有小毒。夜行海中，拨之有火星者，咸水也。其色碧，故名碧海。盐胆水即盐卤，味咸苦，有大毒。凡六畜饮一合即死，人饮亦然。今人用之点豆腐，煮四黄钎^③物，服丹砂者忌之。

【译】海水性凉，秋冬两季味咸，春夏两季味淡。碧绿色的海水味咸，性微温，有较小的毒。夜间在海上航行，用橹拨水出火星的，就是咸水。因它颜色碧绿，所以称之为碧海。盐胆水就是盐卤，味道又咸又苦，有剧毒。凡是六畜，喝一

---

①雄黄：矿物名，也叫"鸡冠石"，多为橘红色。中医学用为解毒、杀虫药。性温，有毒。

②砒石：含砷的矿石加工而成，也叫"信石"，有红白两种，精制则得砒霜。有剧毒，宜慎用。

③黄钎：钎原指焊接金属的药剂，黄色。此处指盐卤点豆腐出现的黄钎水，内含钙碘镁钠等元素，有苦涩味。此水与朱砂丹药同服，会中毒，故忌食。

合量就死，人也是这样。现在的人用它点豆腐，煮四黄钎物，服用丹砂的人要忌用。

古冢中水

性寒有毒，误食杀人。

【译】古墓里的水，性寒有毒，如果误饮，人会被杀死。

粮罂①中水

味辛有毒，乃古冢中食罂中水也。洗眼见鬼②，多服令人心闷。

【译】盛粮食所用瓶中的水，味辛有毒，因为这是古墓中盛粮容器中的水。用它洗眼会视觉错乱见到鬼。饮用多了会使人心中发闷。

磨刀水

洗手，令生癣。

【译】磨刀的水，用来洗手会生癣。

地浆③

掘地作坎，以新汲水沃搅令浊，少顷澄清，服之，解中毒烦闷，及一切鱼肉果菜菌毒。

【译】所谓地浆水，就是在地面挖个坑，然后把新打来的水灌注进去，再搅动浑浊，过一会儿就澄清了，就是地浆水。

---

①粮罂（yīng）：盛粮食的瓶子。罂，原为酒器，小口大腹。此处改盛粮食了。

②洗眼见鬼：用此水洗眼睛，能使视觉错乱、见到鬼。这显系迷信之说。

③地浆：在地面挖一个坑，把新汲来的水注入坑中，搅动后澄清，即地浆。

喝此水，能解除中毒后的烦闷，还能除掉所有鱼、肉、果、菜、菌里的毒素。

浆水

炊粟米熟，投冷水中浸五六日，成此水。浸至败者损人。同李食，令霍乱吐利，醉后饮，令失音。妊妇食之，令儿骨瘦。水浆尤不可多饮，令绝产。

【译】所谓浆水，就是把粟米煮熟，放进冷水中浸泡五六天，形成的就是这种水。如果浸泡到了腐败的程度，喝了就会损伤人的身体。浆水同李子一起吃，会引发霍乱上吐下泻。喝醉酒又喝浆水，会让人失音。孕妇喝了，胎儿会骨骼削瘦。浆水尤其不能多喝，多喝了会使妇女失去生育能力。

齑水①

味酸咸，性凉。能吐痰饮宿食，妇人多食绝产。

【译】腌制酸菜的水，味酸而咸，性凉。喝了以后，能吐出并缓解滞留肠胃中的积食积水，妇女多喝了会失去生育能力。

甑气水②

味甘咸，知疮所在，能引药至患所。

①齑（jī）水：腌制酸菜的水。
②甑（zèng）气水：甑是古代蒸食的炊具，底部有许多透气孔。蒸食物时，透气孔格下面的水就是甑气水。

【译】蒸锅里的水，味甘咸，知道人体内疮毒的具体位置，能引导药物到达有病的地方。

熟汤

煎百沸者佳。勿用滚热汤漱口，损齿。病目人勿用热汤沐浴，助热昏目。冻僵人勿用热汤濯手足——脱指甲。勿用铜器煎汤，人误饮损声。勿饮半滚水，令人发胀，损元气。

【译】开水，要滚开很多次才好。不能用滚热的水漱口，会损伤牙齿。有眼病的人不要用很热的水沐浴，助长体温会使眼睛昏浊看不清。冻僵了的人不可用很热的水洗手洗脚，否则会脱落指甲。不要用铜制器具烧开水，人误喝此水会损伤发声。不要喝半开的水，喝了肚子发胀，有损元气。

生熟汤

冷水滚汤相和者，又谓之阴阳水①。凡人大醉及食瓜果过度，以生熟汤浸身，共汤皆作酒气，瓜果味。《博物志》②云："浸至腰，食瓜可五十枚，至颈，则无限也。"未知确否。

【译】冷水和滚开水掺在一起的水，又叫阴阳水。凡是

①阴阳水：指冷、热水混挽一起。阴阳本为中国哲学的一对范畴。其最初是指日光的向背，向日为阳，背日为阴。古代思想家看到一切事物都有正反两面，就以阴阳这个概念解释自然界两种对立和相互消长的物质力量，肯定阴阳的矛盾为事物本身所固有，把阴阳交替看作宇宙的根本规律。阴阳水也是互相对立特点的水相混合，因名。

②《博物志》：笔记。西晋张华撰，十卷。内容庞杂，山川地理知识，历史人物传说、草木鱼虫飞禽走兽的描述，也有怪诞不经的神仙方技故事。原著已失，现存者为收集互校本。

人喝酒大醉以及吃瓜果太多，用这种水浸泡身体，水就会散发出酒气和瓜果味。《博物志》说："（用生熟汤）浸泡到人的腰部，可以吃五十个瓜；浸泡到颈部，就没有限量了。"这话不知是否正确？

诸水有毒

人，感天地氤氲①而产育，资禀山川之气，相为流连，其美恶寿夭，亦相关涉。金石草木，尚随水土之性，况人为万物之灵乎。贪淫有泉②，仙寿有井，载在往牒③，必不我欺。《淮南子》④云："土地各以类生人，是故山气多男，泽气多女，水气多瘖⑤，风气多聋，林气多癃⑥，木气多伛⑦，下气多尰⑧，石气多力，险气多瘿⑨，暑气多夭，寒气多寿，谷气多痹⑩，邱气多狂，广气⑪多仁，陵气⑫多贪。坚土人刚，弱土人脆，垆土⑬人大，沙土人细，息土⑭人美，耗土⑮，轻

①氤氲（yīn yūn）：气或光色混合动荡的样子。

②贪淫有泉：指"贪泉"，在广州附近。相传饮此水者，虽廉士亦贪。

③载在往牒：记载于过去的书籍中。牒，文书证件。

④《淮南子》：西汉淮南王刘安及其门客所撰。书以道家思想为主，也揉合了儒、法、阴阳五行各家观点，一般认为是杂家著作。

⑤瘖（yīn）："喑"的异体字。哑、沉默。

⑥癃（yìn）："荫"的异体字。凉而潮。

⑦伛（yǔ）：曲背、驼背。

⑧尰（zhǒng）：脚肿。

⑨瘿（yǐng）：病理学名词。指人在颈部生长囊状瘤子，即甲状腺肿大症。

⑩痹（bì）：病名，即"痹证"，引申为麻木。

⑪广气：指生长在广阔平原地区的人的气质。

⑫陵气：指生长在山陵地区的人的气质。

⑬垆土：黑色的土地。

⑭息土：肥沃的土地。

⑮耗土：贫瘠的土地。

土多利，重土多迟。清水音小，浊水音大，湍水人轻，迟水人重。皆应其类也。"又《河图括地象》①云："九州殊题，水泉刚弱各异：青州角徵会②，其气慓轻，人声急，其泉酸以苦；梁州商徵接③，其气刚勇，人声塞，其泉苦以辛；兖豫宫徵会④，其气平静，人声端，其泉甘以苦；雍冀商羽合⑤，其气壮烈，人声捷，其泉甘以辛。"人之形赋有厚薄，年寿有短长，由水土资养不同，验诸南北人物之可见。水之有毒而不可犯者，亦所当知。

水中有赤脉⑥，不可断。井中沸溢，不可饮。三十步内取青石一块投之，即止。古井、瘴井不可入，有毒杀人。夏月阴气在下，尤忌。用鸡毛试投，旋舞不下者有毒。投热醋数斗，可入。古冢亦然。古井不可塞，令人聋盲。阴地⑦流泉有毒，二八月行人饮之，成瘴疟，损脚力。泽中停水五六

---

①《河图括地象》：古书名，已佚失。

②青州角徵会：青州在东方南方交会之处。宫、商、角、羽、徵是古代的五个音阶，也叫五音。古人认为：宫音属土，象征位在中央；商音属金，象征位在西方；角音属木，象征位在东方；羽音属水，象征位在北方；徵音属火，象征位在南方。此处用角徵两个音符代替两个方位。后面所谓"商徵接""宫徵会""商羽合"，其义相同。青州，古代九州之一，在今山东渤海与泰山之间。现在山东亦有"青州"地名，只是一个城市，古代九州包括全中国，范围要大得多。

③梁州商徵接：梁州在西方与南方相接之处。梁州，古代九州之一。在华山之南至澜沧江一带。

④兖豫宫徵会：兖州豫州在中央和南方会合处。兖州，古代九州之一。在黄河以南荥阳以北，东至河北沧州一带。豫州，古代九州之一。在今河南境内。

⑤雍冀商羽合：雍州冀州在西方北方会合之处。雍州，古代九州之一。在今甘肃、陕西、青海一带。冀州，古代九州之一。在山西和陕西间黄河以东、河南和山西间黄河以北的今山东西北，河北东南部地区。

⑥赤脉：红色的水脉。

⑦阴地：不见阳光的地方。

月，有鱼鳖遗精，误饮成瘕。沙河中水，饮之令人瘖。两山夹水，其人多瘿；流水有声，其人多瘦。花瓶水误饮杀人，腊梅尤甚。铜器内盛水过夜不可饮。炊汤洗面①，令人无颜色；洗体，令人生癣；洗足，令疼痛生疮。铜器上汗误食，生痈疽。冷水沐头，热泔②沐头，并令头风③，女人尤忌。经宿水面有五色者有毒，勿洗手。时病后浴冷水，损心胞。盛暑浴冷水，令伤寒病。汗后入冷水，令人骨痹④。产后当风洗浴，发痓⑤病，多死。酒中饮冷水，令手战。酒后饮冷茶汤，成酒癖⑥。饮水便睡，成水癖⑦。夏月远行，勿以冷水洗足。冬月远行，勿以热水濯足。小儿就瓢瓶饮水，令语讷。

【译】人类感受到天地氤氲之气而诞生和发育，凭借吸取山川之气而生活并且相互流连、密不可分。人的美丑，长寿和短命，也同天地山川有关系。就连草木尚且随着水土特性的变化而变化，何况作为万物之灵的人呢。有贪淫的泉水和仙寿的井水，喝了就会贪婪或长寿，这些都记载于过去的典籍里，一定不会欺骗我们的。《淮南子》说："土地是按照自己的不同类型，养活不同类型的人。所以山中的云气一

---

①炊汤洗面，令人无颜色：蒸笼锅里的开水洗脸，使人脸上失去光泽。

②泔：淘米、洗菜等用过的水。

③头风：中医学病名。指头痛时作、时止，经久不愈。

④痹：痹的异体字，麻木疼痛。

⑤痓（cè）：中医学病名。指背强直痉挛。

⑥酒癖：饮酒过度再喝水，水易聚于胸膈等处成痞块，痛时可触及。

⑦水癖：饮水不消之病，水积于膀胱。

般会使人生育男子，水泽的雾霭一般会使人育女子，水气会使人声音嘶哑，风气会使人耳朵变聋，林木之气会使人感到阴凉，草木之气会使人驼背，下部的潮气会使人脚肿，石头之气会使人生力气，险恶之气会使人颈部生囊肿，暑天热气会使人短命，严寒之气能使人长寿，峡谷之气会使人手脚麻木易患痹症，丘陵之气常常引人发狂，广阔平原之气会使人仁爱，山陵之气会使人贪婪。生活于坚硬土地上的人性格多刚强，生活在地力贫弱土地上的人生性容易脆弱，生活于黑土地上的人身材高大，生活于沙土地上的人皮肤细腻，生活在肥沃土地上的人往往美貌，在贫瘠土地上过活的人往往丑陋；土地疏松人也行动快捷，土地板结人的行动也迟慢。在清水边生活的人声音细小，在浊水附近生活的人声音粗重，在湍急流水处生活的人身体轻便，在缓慢流水处生活的人身体笨重。这些都是因为自然环境不同而影响到性情差异。《河图括地象》上说："九州很大其标志也不同，水泉的刚弱各异：青州为角徵代表的方位会合，人们特点是悍捷，说话急促，其泉水酸而且苦；梁州为商徵代表的方位相接，那里的人刚强勇猛，说话实在，其泉水辛辣且苦；兖豫为宫徵代表的方位的会合，那里的人们心气平静，声音洪正，其泉水又甘又苦；雍州冀州为商羽的会合，人们性格暴烈，说话快捷，其泉水又甘又辛。"人的外形和天赋，有美丑厚薄，寿命有长有短，这是由于各地水土的不同而不同，检验南方北方不同人物可以见证。所以说，水有毒而不可犯（食用），这个道理人们应当知道。

水里有红色的水脉，不可以使它断流。井里的水沸腾涌溢的，不可饮用。在三十步以内取一块青石，投到井里，井水就平息了。古井和有瘴气的井，不可进去，里面有毒气能杀死人。夏季阴气在井下，尤其忌讳进入井内。可以用鸡毛试着投入井中，鸡毛旋转飞舞落不下去的井有毒。倒进几斗热醋，就可以进去了。古墓也是这样的。古井不能填塞，那会使人耳聋眼瞎。背阴地方流动的泉水有毒，二月八月行路的人喝了会得疟疾。水泽之中无法流动，静止长达五六个月之久时，有鱼鳖的遗精，如果误饮会患上腹内肿胀的疾病。沙河里的水，喝了使人声音变哑。两座山夹着一条流溪，那里的人多患大脖子病。流水如果有声音，那里的人多为瘦削。如果误饮了花瓶里的水，也能致人死命，其中以插腊梅的水最为厉害。在铜器里盛水，过夜的不可以喝。用蒸笼锅里的水洗脸，使人脸上失去光泽；用来洗澡，会生癣；用来洗脚，会疼痛生疮。如果误喝了铜器上渗出的水，腰部会生痛疽。冷水洗头，热的淘米水洗头，都会让头感染风寒，妇女尤其要忌讳。过了夜的水如果水面上浮五颜六色的，有毒，不要用它洗手。患季节病后，用冷水洗澡，会损害心胞。盛夏最热时洗冷水澡，会为寒病所伤。出了汗以后进入冷水中，会使人骨头麻木疼痛。刚生了孩子的妇女在有风的地方洗澡，会得背部强直痉挛的病，多数会死。喝酒同时也喝冷水，会使手颤抖。酒后喝冷茶水会得酒癖症。喝了水就睡觉，会得水癖症。夏天出远门，不可用很冷的水洗脚。冬天出远门，不可用过热的水洗脚。小孩子就着瓢和瓶子喝水，会使他们语言迟钝、口齿不清。

燧^①火

人之资于火食者，疾病寿夭系焉。四时钻燧取新火，依岁气^②而无亢^③。榆柳先百木而青，故春取之；杏枣之木心赤，故夏取之；柞楢^④之木理白，故秋取之；槐檀之木心黑，故冬取之；桑柘之木肌黄，故季夏取之。

【译】人是依靠火做熟食物的，疾病和寿命长短都和火有关系。四季都要钻燧取新火，要依据季节变化而适当选料不要过分。榆树、柳树在百木之前变青，所以春季取其材；杏树、枣树木材中心是红色的，所以夏天用为取火之材；柞树、楢树木材纹理是白色的，所以秋天取它；槐树、檀树木材中心是黑色的，所以冬季取它；桑树、柘树木材之皮是黄色的，所以夏天第三个月取它。

桑柴火

宜煎一切补药，勿煮猪肉及鳅鳝^⑤鱼。不可炙艾，伤肌。

【译】桑树的柴火，适宜煎煮一切补药，不要煮猪肉和鳅鱼鳝鱼。不要用来炙烤艾叶，不然会伤及皮肤。

---

①燧：古代取火的器具。

②依岁气：依照不同的季节。

③亢：过度，过分。

④柞（zuò）楢（yóu）：木名。柞材坚硬。楢材较软。

⑤鳅鳝（shàn）：鳅科鱼类的统称。常见者有泥鳅、花鳅。鳝，即鳝鱼。

灶下灰火

谓之伏龙屎，不可爇①香祀神。

【译】炉灶下面的灰火，叫作伏龙屎，不能用来烧香祭神。

艾火

宜用阳燧火珠②，承日取太阳真火。其次则钻槐取火为良。若急卒难备，用真麻油灯或蜡烛火，以艾茎烧点于炷，滋润炎疮，至愈不痛也。其戛金③击石，钻燧八木之火，皆不可用。八木者，松火难瘥④，柏火伤神多汗，桑火伤肌肉，柘火伤气脉，枣火伤内吐血，桔火伤营卫⑤经络，榆火伤骨失志，竹火伤筋损目也。

【译】针灸时用的艾火适宜用阳燧点燃的火珠，接受太阳的真火。其次就是钻槐木取火为好。如果仓促之间难以备好木料，可用真麻油灯或蜡烛火，用艾茎烧点灯心，滋润发炎和生疮之处，病好了都不觉得疼痛。敲击金石，钻燧八种木头所取的火，都不能用。八种木头所取之火各有缺点，如钻松木之火使病难愈；钻柏木之火伤神多汗；钻桑木火损伤肌肉；钻柘木之火损伤气脉；钻枣木之火损伤内脏、致人吐血；钻橘木之火损伤营卫经络；钻榆木之火伤及骨骼、使人神志不清；钻竹材之火损伤筋脉和眼睛。

---

①爇（ruò）：点燃。
②阳燧火珠：古人用凹凸镜原理以铜制凹镜取太阳的热能，形成火珠。
③戛金：敲击的金属，即火刀，用它击石可以出火星。
④瘥（chài）：病愈。
⑤营卫：营气和卫气。营气行脉中，有营养周身的作用；卫气行脉外，有温养脏腑、护卫肌表的功能。

卷二 谷类

粳米

味甘。北粳凉，南粳温；赤粳热，白粳凉，晚白粳寒；新粳热，陈粳凉；生性寒，熟性热。新米乍食动风气^①，陈米下气易消，病人尤宜。同马肉食，发痼疾；同苍耳^②食，卒心痛，急烧仓米灰和蜜浆调服，不尔即死。大人小儿嗜生米者，成米癥^③。饭落水缸内，久则腐，腐则发泡浮水面，误食发恶疮。

【译】粳米味甘。北方粳米性凉，南方粳米性温；红色粳米性热，白色粳米性凉，晚熟的白粳米性寒；新的粳米性热，放陈的粳米性凉；生粳米性寒，熟粳米性热。新米刚一吃会引动风气，吃陈米则小腹之气容易消散，病人尤其适宜吃这种米。粳米和马肉一起吃，容易引发旧有的顽症；和苍耳一起吃，会突然引发心痛，如果发生这个情况，赶紧把米仓中的米烧成灰和蜂蜜、水一起调好服下。如不这样，人就死了。不管大人小孩，吃生米成瘾，肚子里就会形成肿块。米饭落在水缸中，时间一久就会腐烂，腐烂之后会发泡浮在水面，如果误吃了这个，就会生恶疮。

---

①风气：风邪的别称。侵犯人体上部时，即头痛、鼻塞、咳嗽等。
②苍耳：菊科，一年生草本。果实称"苍耳子"，果实嫩苗有毒，不可食用。中医学以果实入药，性温，味甘苦，能散风祛湿。主治鼻渊、风湿痹痛、疥癣等症。
③米癥：米在腹中形成的肿块。

黄粱米

味甘，性平。其岁①大毛长，不耐水旱，名曰竹根黄，其香美过于诸粱。黄者出西洛，白者出东吴，青者出襄阳。白、青二粱味甘性微寒。

【译】黄粱米味甘性平，穗大毛长，不耐水、不耐旱，名叫"竹根黄"。它的味道香美胜过其他各种高粱米。黄粱米出产在西洛，白粱米出在东吴，青粱米出在襄阳。白粱米和青粱米都是味甘性微寒的。

籼②米

味甘，性温。陈廪米年久者，其性凉，炒则温，同马肉食，发痼疾。

【译】籼米味甘性温，陈年的籼米仓储时间很久的，其性凉，如果炒一下，就性温了，同马肉一起吃容易引发旧病。

香稻米

味甘，性软。其气香甜，红者谓之香红莲，其熟最早，晚者谓之香稻米。

【译】香稻米味甘性软，气味香甜，红色的叫香红莲，它熟得最早，晚熟的叫作香稻米。

糯米

味甘，性温。多食发热，壅③经络之气，令身软筋缓，

---

①岁：此处同"穗"。

②籼（xiān）米：早熟无黏性的稻米。

③壅（yōng）：塞。

久食发心悸及痈疽①疮癣②中痛。同酒食之，令醉难醒。糯性粘滞难化，小儿、病人更宜忌之。妊妇杂肉食之，令子不利，生疮疥寸白虫。马食之，足重。小猫犬食之，脚屈不能行。人多食，令发风动气，昏昏多睡。同鸡肉鸡子食，生蚘虫。食鸭肉伤者，多饮热糯米泔可消。

【译】糯米味甘性温，吃多了会感觉身上发热，堵塞住经络之气，使全身疲软筋骨无力。长久吃糯米会引发人心悸和痈疽疮疖中痛。和酒一起吃，容易喝醉且难以清醒。糯米性黏滞，很难消化，小孩和病人尤其要忌吃它。孕妇把糯米和肉混在一起吃，对胎儿不利，容易生疮疥和寸白虫。马吃了糯米，就脚重跑不动；小猫小狗吃了糯米，腿脚弯曲不能行走。人吃多了糯米，会发风动气，昏昏沉沉想睡觉；糯米和鸡肉鸡蛋一起吃，会生蛔虫。如果鸭肉吃多了伤及脾胃，可以多喝一些热的糯米泔水，病即可消除。

【评】糯米：北方一般将糯米称为江米。江米分长粒和圆粒。在北京小吃中，江米系列占比重相当大，一年四季均有江米制作的小吃，如：盆糕、整米切糕、爱窝窝、芝麻卷糕、水晶糕等。（佟长有）

稷米③

味甘，性寒。关西谓之糜子米，又名穄米，早熟清香，

---

①疽（jū）：中医学病名。发于皮肉之间，肿块无头，红肿热痛。按之中软，为化脓征象，易溃易敛，类似浅部脓肿。

②癣（jié）：一种局限性皮肤和皮下组织化脓性炎症。

③稷米：黍的一种变种，一般常指秆上无毛、散穗、子实、不黏的农作物。

一名高粱，即黍之不粘者。多食发二十六种冷气病。不可与瓠子①同食，发冷病。但饮黍穰汁即瘥。又不可与附子、乌头、天雄②同服。勿合马肉食。

【译】穄米味甘性寒，关西人叫作糜子米，又叫作穄米，这种米成熟早，味道清香。还有个名字叫"高粱"，就是黍子中没有黏性的。吃多了会发二十六种冷气病。此米不可与瓠子一起吃。如果发了冷病，只要喝黍穰熬的汁液就会瘥愈。这种米还不能和附子、乌头、天雄一起服用，也不能和马肉同吃。

【评】穄米：穄米是不黏的一种黍米，也称糜子米，北京小吃中的茶汤就是用此米磨成面。糜子是我国古老的五谷之一。（佟长有）

黍米

味甘，性温。即穄之粘者。黍有五种。多食闭气，久食令人多热烦，发痼疾，昏五脏，令人好睡，缓筋睡，缓筋骨，绝血脉。小儿多食，令久不能行。小猫犬食之，其脚踻屈。合葵菜③食，成痼疾。合牛肉、白酒食，生寸白虫。赤者浙人呼为红莲米，又谓之赤虾米。丹黍米，味甘，性微温，多食难化。勿同蜂蜜及葵菜食。醉卧黍穰，令人生厉④。

---

①瓠子：蔬菜名，类似葫芦。

②附子、乌头、天雄：均为中草药名。

③葵菜：即"冬葵"，也即甜菜。

④生厉：产生传染性恶病。厉，同疠。疠，一是指瘟疫，一是指麻疯病。此处是指麻疯病。

【译】黍米味甘性温，就是"稷"中有黏性的那一种。黍有五种，吃多了会使人脏腑气塞不通，长期食用可使人内热燥烦，引发旧病，使五脏昏迷，还会使人好睡，筋骨无力，断绝血脉。小孩子吃多了，会使他很久不能行走。小猫小狗吃了，使它们的脚变得弯曲。如果和葵菜一起吃，会使正有的病久治不愈。如果和牛肉、白酒一起吃，腹内会生寸白虫。红色的黍米，浙江人叫作"红莲米"，又叫作"赤虾米"。丹黍米味甘性微温，吃多了难以消化。不要与蜂蜜以及葵菜同吃。喝醉了酒，躺在黍的穰子上，会使人患上传染性恶病。

蜀黍[1]

味甘涩，性温。高大如芦荻，一名芦粟。粘者与黍同功，种之可以济荒，可以养畜，梢堪作帚，茎可网织箔席，编篱，供爨[2]，其谷壳浸水色红，可以红酒。《博物志》云："地种蜀黍，年久多蛇。"

【译】蜀黍味道甘涩，性温。高大像芦荻，又名芦粟。黏的与黍有同样功能，耕种蜀黍可以救济灾荒，可以畜养家畜，它的末梢可以做扫帚，茎可以织成箔席、扎成篱笆，也能当柴烧饭用。它的谷壳浸泡于水会使之变红，因而做的酒也是红色的。《博物志》说："田地里种蜀黍，时间久了则蛇多。"

---

①蜀黍：即高粱。
②供爨（chuàn）：小锅、小釜曰爨。

玉蜀黍

即番麦，味甘性平。

【译】玉蜀黍就是番麦，味甘性平。

粟米

味咸，性微寒，即小米也。生者难化，熟者滞气。隔宿食，生虫，胃冷者不宜多食。粟浸水至败者损人。与杏仁同食令人吐泻。雁食粟，足重足不能飞。能解小麦毒。

【译】粟米就是小米，味咸，性微寒。生吃难以消化，吃熟的会使人滞气。吃隔夜的小米，会使人腹内生虫。胃寒的人不宜多吃。小米泡在水里腐败了再吃有损人的健康。小米和杏仁一起吃，会让人又吐又泻。大雁吃了小米，脚就笨重得不能飞。小米能解小麦毒。

秫米①

味甘，性微寒，即粟之粘者。久食壅五脏气，动风迷闷。性粘滞，易成黄积病。小儿不宜多食。伤鹅鸭成瘕者，多饮秫米泔可消。

【译】秫米味甘，性微寒，就是带黏性的粟米。经常吃会堵塞五脏之气，动风昏迷烦闷。因为秫米性黏滞，吃多了容易得黄积病。小孩子不宜多吃。如果有人因吃鹅、鸭造成腹内生肿块，多喝秫米的泔水就可以消除。

---

①秫（shù沐）米：即粘高粱。

稗子①米

味辛甘苦，性微寒，能杀虫。煮汁不可沃地，蝼蚓皆死。

【译】稗子米味辛甘苦，性微寒，能杀死虫子。煮的汁液不可以浇地，不然蝼蛄、蚯蚓都会死掉。

穄子米

味甘涩，可食。

【译】味道甜涩，可以食用。

㳠米

味甘，性寒。生水田中，苗子似小麦而小，四月熟。

【译】㳠米味甘，性寒，生在水田中，苗子像小麦而比较小，四月成熟。

狼尾草米

味甘，性平，生泽地，似茅作穗。

【译】味道甜，性平和，生在沼泽地，样子像茅草但是出穗。

蒯草米②

味甘，性平。苗似茅，可织席为索。

【译】蒯草米味甘性平，苗像茅草，可以用来编席子、搓成绳索。

---

①稗（bài）子：植物名，禾本科。子粒可制饴糖、酿酒、作饲料。

②蒯草米：多年生草本植物，叶条形，花褐色，茎可编席或造纸。

东墙子米

味甘，性平，蔓生如葵子，六月种，九月收，牛食之尤肥。

【译】味甜，性平，蔓生植物像葵子，每年六月种下去，九月收成，牛吃了会长得特别肥壮。

蓬草子米

味酸涩，性平。生湖泽中。

【译】味道酸且涩，性平。生长在湖泊沼泽里。

筛草子米

一名自然谷。味甘，性平。七月熟，生海洲，食之如大麦。

【译】又叫自然谷。味甜，性平。每年七月成熟，生在海洲，吃起来像大麦一样。

菰米①

味甘，性冷。九月抽茎开花如苇芍，结实长寸许许，霜后采之，米白滑腻，作饭香脆②。此皆俭年之谷，食之可以济饥也。

【译】菰米味甘性冷，九月抽茎开花如芦苇、芍药一样。结的果实长一寸左右，下霜之后采摘。此米洁白而滑腻，做饭十分香脆。这米是在粮食不丰足的年份拿来做粮食的，灾荒之年亦可以充饥。

---

①菰米：即茭白米，古称雕胡米。性喜湿润温暖，适于粘壤土生长，长江以南低洼地种植最多。

②香脆（cuì）：又香又脆。脆即脆。

蘖^①米

味甘苦,性温,即发芽谷也,与麦芽同功。稃糠味甘,性平,年荒亦可充饥。

【译】蘖米味甘苦,性温,就是发了芽的谷子。它和麦芽的功能相同。秕糠味甘性平,灾荒之年也可以用来充饥。

大麦

味咸性凉,为五谷之长,不动风气,可久食。暴食似脚弱,为下气^②也。熟则有益,生冷损人。炒食则动脾气^③。

【译】大麦味咸性凉,为五谷之长。吃了不动风气,可以长期食用,但如果吃得太猛太多,会引起腿脚软弱无力。这是由于大麦能降气的关系。熟了吃有益处,生的性冷,生吃会损害人的身体。炒着吃则引动脾气。

小麦

味甘。麦性凉,面性热,麸性冷,曲^④性温。北麦日开花,无毒;南麦夜开花,有微毒。麦性壅热,小动风气,发丹石毒,多食长宿癖^⑤,加客气^⑥。勿同粟米、枇杷食。凡食面伤,以莱菔、汉椒消之。寒食日用纸袋盛面悬风处,热性皆去,

①蘖(niè):原指树木嫩芽,此处指谷子发芽。
②下气:即"降气",使气机上逆降下去。气逆之候以肺气上逆和胃气上逆为多。
③脾气:脾的精气。为脾生理功能的物质基础。
④曲:用粮食或粮食副产品培养微生物制成的,含有大量能发酵的活微生物或其酶类发酵剂、酶制剂。
⑤宿癖:旧的癖好、毛病。
⑥客气:外感邪气。如风寒暑湿燥火侵入人体,即为客气。

数十年久留不坏，入药尤良。新麦性热，陈麦平和。服土茯苓①、葳灵仙②、当归③者忌湿面。麸中洗出面筋，味甘，性凉，以油炒煎，则性热矣。多食难化，小儿病人勿食。

【译】小麦味甘，麦子性凉，麦面性热，麸皮性冷，麦曲性温。北方麦子白日开花，没有毒性；南方麦子夜间开花，有微小的毒性。麦面性壅热，稍微有一些动风气，能发丹石之毒。吃多了会助长旧毛病的发作，增加外感邪气。麦面不要与粟米、枇杷一起吃。如果吃了，伤了身体，就可以吃萝卜、汉椒来消除之。寒食当天用纸袋装面粉悬挂在通风之处，其热性都去掉了，存留几十年都不坏。入药尤其好。新麦子性热，陈麦子平和。服用土伏苓、葳灵仙、当归的人，不能吃湿面。麸皮中洗出的面筋，味甘，性凉，用油炒煎，就变成性热了。吃多了难以消化，小孩和病人不要吃。

荞麦

味甘，性寒。脾胃虚寒者食之，大脱元气，落眉发。多食难消，动风气，令人头眩。作面和猪羊肉热食，不过八九顿即患热风，眉须脱落，还生亦希。泾邠④以北，人多此疾。勿同雉肉黄鱼食。与诸矾相反，近服蜡矾等丸药者，忌之。

①伏苓寄生在松根上的菌类植物，形似甘薯，外皮黑褐，里面白或粉红。有利尿、镇静作用。
②葳灵仙：为毛茛科植物葳灵仙的根，治痛风、脚气等症。
③当归：为伞形科植物当归的根，又名文无，有补血和血，调经止痛，润燥滑肠之功用，还治月经不调、血虚头痛等症。
④泾、邠：陕西泾阳、邠县一带。

误食令腹痛致死。荞麦穰作荐①，辟壁虱。

【译】荞麦味甘性寒，脾胃虚弱的人吃了，大伤元气，使眉毛头发脱落。吃多了难以消化，动风气，令人头晕目眩。做面和猪羊肉一起熟食，最多不超过八九顿就会患热风病，使眉毛胡子脱落，再生出来的也很稀少。陕西泾、邠以北的人，常得此病。荞麦面也不要与野鸡肉和黄鱼一起吃。和各种矾都相反，近期服用蜡矾等丸药的人，不能吃荞麦面；如果误食，就会腹痛而致人死命。荞麦穰做的草席，可以驱除壁虱。

苦荞麦

味甘苦，性温。有小毒，多食伤胃，发风动气，能发诸病，黄疾人尤当忌之。

【译】苦荞麦味甘苦，性温，稍有一些毒性。如果吃多了会伤胃，发风动气，能引发各种病症。患黄疸病的人尤其应当禁止吃。

䵚麦②

味甘，性微寒，暴食似脚软，动冷气。久即益人，作糵用，温中消食。

【译】味甘性微寒。如果暴食，会使人腿脚发软，动冷气。如果经常吃它，对人还有好处。作为糵米用，可以温暖腹部，消除积食。

---

①荐：垫席。
②䵚（kuàng）麦：大麦的一种，也叫穬麦。

雀麦

味甘，性平，亦可救荒，充饥滑肠。

【译】雀麦味甘，性平。也可以用来救济灾荒。充饥。但容易腹泻。

胡麻 ①

味甘、性平，即黑脂麻。修制蒸之不熟，令人发落。泄泻者勿食。

【译】胡麻味甘性平，就是黑芝麻。如经过制作却并未蒸熟，人吃了会掉头发，正在腹泻的人不要吃。

白脂麻

味甘，生性寒，熟性热，蒸熟者性温。多食滑肠，抽人肌肉。霍乱及泄泻者勿食。其汁停久者，饮之发霍乱。

【译】白芝麻味甘，生的性寒，熟的性热，蒸熟的性温。吃多了会闹肚子，使人肌肉抽搐。患霍乱病和腹泻的人不要吃。白芝麻汁液放得时间太长，喝它会引发霍乱症。

亚麻

味甘，性微温，即壁虱胡麻也。其实亦可榨油点灯，但气恶不可食。

【译】亚麻味甘，性微温。就是壁虱胡麻。其籽实可以榨油点灯，但气味难闻，不能食用。

①胡麻：即黑芝麻，因系西汉时从西域传入，故名胡麻。后赵石虎讳胡，改名芝麻、脂麻。

大麻子仁

味甘，性平，即火麻子也。先藏地中者食之杀人。多食损血脉，滑精气，痿阳道。妇人多食，即发带疾。食须去壳，壳有毒，而仁无毒也。

【译】味甘性平，就是"火麻子"。先贮藏在地里边的，吃了会使人死命，吃多了会损伤人的血脉、滑泄人的精气，衰减人的性功能。妇女吃多了，会引发白带病。吃时必须要去掉外壳，外壳有毒，而内仁无毒。

黑大豆

味甘，性平。煮食则凉，炒食则热，作腐则寒，作豉则冷，造酱及生黄卷①则平。牛食之温，马食之凉。多食发五脏结气，令人体重。猪肉同食，令生内疾。小儿同炒豆腐猪肉并食，令壅气，腹痛难止，致死十有八九。年十岁以上者不畏也。服蓖麻②子者忌炒黑豆，犯之，胀满致死。服厚朴③者忌之，动气也。小黑豆，味甘苦，性温。

【译】黑大豆味甘，性平，煮着吃就性凉，炒着吃就性热；做豆腐就性寒，做豆豉就性冷，做成豆酱和黄豆芽就性平，牛吃了就性温，马吃了就性凉。吃多了会引发五脏之气郁结，使人身体沉重。和猪肉同食，会使内脏生病。小孩子吃了同

---

①生黄卷：据吴晋辑《神农本草》说，生黄卷即今之黄豆芽。
②蓖麻：即蓖麻。大戟科，一年生草本植物。种子可榨油，根、茎、叶均可入药。
③厚朴：木兰科，落叶乔木。中医以树皮入药，主治胸腹胀满、反胃呕吐、宿食不消、咳喘等病。

炒的豆腐猪肉，会使气脉阻塞，腹痛难止，十有八九要死。十岁以上的孩子就不怕了。服用蓖麻籽的人不能吃炒黑豆，如果违犯了，会胀满致死。服用厚朴的人也忌吃炒黑豆，因为会引发动气。小黑豆：味甘苦，性温。

黄大豆

味甘，生性温，炒性热。微毒，多食壅气，生痰动嗽，发疥疮，令人面黄体重，不可同猪肉食。小青豆、赤白豆性味相似，并不可与鱼及羊肉同食。

【译】黄大豆味甘，生的性温，炒熟的性热，稍有一些毒性，吃多了会阻塞气脉，产生痰引起咳嗽，还会使人面色发黄，身体沉重。不能和猪肉一起吃。小青豆、赤白豆性味相似，都不能和鱼及羊肉同吃。

赤豆

味甘酸，性平。同鲤鱼鲊食，令肝黄，成消渴。同米煮饭及作酱，食久发口疮。驴食足轻，人食身重，以其逐精液，令肌瘦肤燥也。

【译】赤豆味甘酸，性平。和鲤鱼做成的腌鱼、糟鱼等食品一起吃，使人肝脏变黄，得消渴病。和米掺在一起做饭或做成酱，长期吃会引发口疮。驴吃了走路轻快，人吃了身体笨重，因为它驱走人的精液，使人干瘦、皮肤粗糙。

赤小豆

味甘辛，性平下行。不可同鱼鲊食，久服则降令太过，使津血渗泄，令人肌瘦身重。凡色赤者食之，助热损人。豆粉能去衣上油迹。花名腐婢，解酒毒，食之令人多饮不醉。

【译】赤小豆味甘辛，性平下行。不可以同腌鱼同食，长久吃就降气过度，使人津液、血液渗漏，导致肌肉消瘦、身体沉重。凡是红色小豆，吃了就会增加人的热性、损害人的健康。豆粉能去掉衣服上的油迹。小豆花名叫"腐婢"，能化解酒毒，吃了之后能使人多喝不醉。

菉豆

味甘，性寒。宜连皮用，去皮则令人少壅气，盖皮寒而肉平也。反榧子①，害人。合鲤鱼鲊食久，令人肝黄，成渴病。花解酒毒。

【译】菉豆即绿豆，味甘性寒，适于连皮一起吃，去了皮吃则会使人稍有一些气脉阻塞。原因是皮性寒而肉性平。绿豆和榧子相反，同吃会危害人的身体。如果与腌鲤鱼一起吃，会使人的肝脏变黄，得消渴病。绿豆花可以解酒毒。

扁豆

味甘，性微温。患冷气及寒热病者勿食。

---

①反榧子：和榧子相反，不能同吃。相反，为中药禁忌，因其能产生或增强毒性反应或副作用的关系。榧，紫衫科，常绿乔木。种子核果状，椭圆形，供食物、榨油或入药。

【译】扁豆味甘，性微温。患冷气及寒热病者不能吃。

蚕豆

味甘微辛，性平。多食滞气成积，发胀作痛。

【译】蚕豆味甘微辛，性平。吃多了滞气成积，发胀作痛。

云南豆

味甘，性温，有毒，煮食味颇佳。多食令人寒热，手足心发麻。急嚼生姜解之。此从云南传种，地土不同，不识制用，食之作病。

【译】云南豆味甘，性温，有毒，煮熟吃味道很好。吃多了令人患寒热病，手足心发麻。立即嚼生姜可以解除症状。这是从云南传过来的品种，地土有所不同，如果加工不当就食用，吃了就会生病。

豇豆①

味甘咸，性平。水种②者勿食。中鼠莽③毒者，煮汁饮之立解。欲试其效，先刈④鼠莽苗，以汁泼之，便根烂不生。

【译】豇豆味甘咸，性平，患水肿病的人不能吃。如果中了鼠莽草毒的人，煮豇豆汁喝了，就会解除。打算试验它的效力，先割下鼠莽草的苗秧，再把豇豆汁泼洒其上，鼠莽草的根就会烂掉，不再生长。

---

①豇豆：俗称"豆角"。豆科，一年生草本。有长豇豆、普通豇豆和饭豇豆等种类。

②水种：即"水肿"。

③鼠莽：即"水莽草"，一名"鼠曲草"。

④刈（yì）：割。

豌豆

味甘，性平。多食发气病。

【译】豌豆味甘性平，多吃会发气病。

御米

味甘，性平。多食利二便，动膀胱气。此即罂粟子也。

【译】御米味甘性平。多吃能使大小便通畅，动膀胱之气。御米就是罂粟的果实。

薏苡①仁

味甘，性微寒。因寒筋急，不可食用，以其性善者下也。妊妇食之坠胎。

【译】薏苡仁味甘，性微寒，因受寒抽筋时，不能吃，因为薏苡仁的特性是善于使气向下走。孕妇吃了会堕胎流产。

蕨②粉

味甘，性寒。生山中者有毒。多食令目暗鼻塞，落发弱肠。病人食之，令邪气壅经络筋骨。患冷气人食之，令腹胀。小儿食之，令脚软不能行。生食蕨粉成蛇瘕，能消人阳事，非良物也。勿同苋菜食。

---

①薏苡：俗称"药玉米""回回米"，禾木科。一年生或多年生，草本植物。种仁又称"米仁"，含淀粉，可食用或酿酒。中医学用根和种仁入药。种仁性微寒，味甘，功能清热、利湿、健脾。

②蕨：植物名，亦称"蕨菜""乌糯"。多年生草本，高一米左右。根状茎蔓生土中，孢子囊群生叶背边缘，广布于全球。幼叶可食，俗称蕨菜；根状茎含淀粉，俗称"蕨粉""山粉"，可食用或酿造，也供药用。有去暴热、利水道等功用。

【译】蕨粉味甘性寒。生长在山里的有毒，吃多了使人眼睛模糊、鼻子堵塞、头发脱落、肠子功能减弱。病人吃了，会使邪气阻塞经络筋骨。患冷气病的人吃了，会使腹部胀满。小孩子吃了，使脚软不能行走。生吃蕨粉，会使肚子长出蛇状肿块，降低男人的性功能，不是好食物。也不要和苋菜一起吃。

【评】蕨粉：蕨粉是野生蕨菜根里提出的淀粉。做凉热菜均可，如：凉拌蕨根粉、小米辣拌蕨根粉、肉丝炒蕨根粉等。（佟长有）

卷二 菜类

韭菜

味辛微酸，性温。春食香，益人；夏食臭；冬食动宿饮①。五月食之，昏人乏力。冬天未出土者，名韭黄；窖中培出者，名黄芽韭，食之滞气，盖含抑郁未伸之故也。经霜韭食之令人吐。多食昏神暗目，酒后尤忌。有心腹痼冷病，食之加剧。热病②后十日食之，能发困。不可与蜂蜜及牛肉同食，成癥瘕。食韭口臭，啖诸糖可解。

【译】韭菜味辛微有酸味，性温。春天吃很香，有益于人体；夏天吃有臭味；冬天吃能引发多年未犯的旧病。五月吃韭菜，使人感到头昏没有力气。冬天没出土的叫韭黄；在地窖里培育出来的叫黄芽韭，吃了令人气不通畅，大概是由于黄韭芽中含有抑制不伸展成分的缘故罢。经霜冻的韭菜，吃了会让人呕吐，吃多了还会让人神志昏迷、视力减退，喝酒之后更要注意。有心腹冷痛病症的人，吃了会加剧。患热病以后十天吃韭菜，使人困乏。韭菜不能同蜂蜜或牛肉一起吃。吃了容易得腹内结块的病症。吃韭菜口臭，吃各种糖可以解除。

①宿饮：旧时的饮症。宿，旧时、多年。饮，即"饮症"。又叫水饮内停症。水饮停聚体内，以眩晕、胸脘痞闷、呕吐清水或涎液、舌淡嫩，苔滑，脉弦等为常见病状。

②热病：即"热症"，中医学名词。主要指人体感受温邪、暑气或寒邪化热而引起的热性症候，如身热汗多、面赤烦燥、口渴喜冷饮、神昏谵语、便秘或泄泻热臭、小便短赤、舌红苔黄燥洪、大、滑、数等。

薤①

味辛苦，性温滑。一名藠子，其叶似细葱，中空而有棱，其根为蒜。有赤白二种，赤者味苦，白者生食辛，熟食香。发热病，不宜多食。三、四月勿食生者，引涕唾。不可与牛肉同食，令人作咽瘕。一云与蜂蜜相反。

【译】薤菜味辛苦，性温滑。又叫"藠子"。薤菜叶子像细葱，中间空而有棱，根如蒜头。有红、白二种，红的味苦，白的生吃味辛，熟吃很香。但吃薤菜容易引发热病，不适合多吃。三四月时不要生吃薤菜，会引发流鼻涕、唾痰。不可以与牛肉一起吃，会使人得腹内结块病。还有一说：薤菜与蜂蜜相克。

葱

味辛，叶温，根须平。正月食生葱，令人面上起游风②。多食令人虚气上冲，损须发，五脏闭绝，昏人神，为其生发散开骨节出汗之故也。生葱同蜜食，作下痢；烧葱同蜜食，壅所杀人。生葱同枣食，令人胪胀③，合雉肉、鸡肉、犬肉食，多令人病血。同鸡子食，令气短。勿同杨梅食。胡葱④久食伤神，

---

①薤（xiè）：植物名，俗称"藠（jiào）头"。百合科。多年生宿根草本。鳞茎可作蔬菜，一般加工成酱菜。中医学用干燥的鳞茎入药。性温，味苦辛，功能通阳散结，主治胸痹心痛、泻痢等症。

②游风：中医学病名。因感染风热邪毒而引发的病症。

③胪胀：腹胀。胪，腹前肉。此处指腹部。

④胡葱：葱的一种。

令人多忘，损目明，绝血脉；发痼疾，患狐臭。蠹齿人^①食之转甚。同青鱼食，生虫蛆。四月勿食胡葱，令人气喘多惊。服地黄、何首乌、常山^②者忌食葱。诸葱并与蜜相反。

【译】葱味辛，叶子性温，根须性平。正月吃生葱，会使人脸上起游风。吃多了还会使人虚气上冲，损伤人的胡子和头发，使人的五脏闭绝，神志昏迷，这是因为葱能使人发散、松开骨节、出汗的原故。生葱如果和蜂蜜同吃，能患痢疾；烧葱和蜜一起吃，能阻塞气脉致人死亡。生葱和枣同吃，使人腹胀。葱和野鸡肉、狗肉同吃，多数会患上血液病。葱和鸡蛋同吃，使人气短。不要和杨梅同吃，胡葱吃时间长了会使人伤神、记忆力减退，还会损伤人的视力，断绝人的血脉，使旧病复发，患上狐臭病。如果是有蛀牙的人吃了后果会更严重。胡葱和青鱼同吃，会生虫蛆。四月间不要吃胡葱，容易使人气喘得惊风病。服用地黄、何首乌、常山的人，应不吃葱。各类葱都与蜂蜜相反。

【评】葱：中国属蔬菜葱约100多种，北京多有沟葱、大葱、小葱、鸡腿葱、高脚白葱、香葱。（佟长有）

小蒜

叶辛，性温，有小毒。其叶和煮食物，其根比大蒜头小而瓣少。三月勿食，伤人志性。同鱼脍鸡子食，令人夺气，

---

①蠹（nì）齿人：牙被虫蛀了的人。
②地黄、何首乌、常山：皆为中药名。

阴核①疼。脚气风病人及时病后忌食之。一云与蜜相反。生食增恚，熟食发婬，有损性灵也。

【译】小蒜味辛性温，有微毒。它的叶子可以在煮食时当作调味品。它的根比大蒜头小、瓣少。三月间不要吃小蒜，吃了会伤及人的神志心性。同鱼脍、鸡蛋一起吃，会使人胆子小。阴核患病和有脚气病、风病以及时病的人，忌吃小蒜。一说小蒜与蜂蜜相反。生吃会增加怨愤情绪，熟吃会使人发淫心，有损人的性灵。

【评】小蒜：蒜从个头上讲有大蒜和小蒜。小蒜一般为野生，也称山蒜，可做"家炖小蒜黄鱼""小蒜烧板栗鸡"等菜。（佟长有）

大蒜

味辛，性温，有毒。生食伤肝气，损目光，面无颜色，伤肺伤脾。生蒜合青鱼鲊、鲫鱼食，令人腹内生疮，肠中肿，又成疝②瘕，发黄疾。合蜜食，杀人。多食生痰，助火昏目。四、八月食之伤神，令人喘悸③。多食生蒜行房，损肝失色。凡服一切补药及地黄、牡丹皮、何首乌者忌之。能解虫毒，消内积。同鸡肉食，令泻痢；同鸡子食，令气促。勿同犬肉食。妊妇食之，令子目疾。

---

①阴核：男子外肾，即睾丸。

②疝：通常指腹部内脏如小肠突出腹腔或进入潜在的腹内间隙而言，突出于体表者俗称小肠疝气。多由于腹腔内压增高和腹壁有缺损而引起。

③喘悸：喘得很厉害。

【译】大蒜味辛性温，有毒。生吃会损伤人的肝气，也损伤眼睛视力，脸上失去健康的颜色，伤害人的肺和脾。生蒜和腌制的青鱼、鲫鱼一起吃，使人腹内生疮毒，肠内肿痛，会造成腹腔和腹中结硬块的病，还会引发黄病。同蜂蜜一起吃，会死去。多吃生痰，使人上火、眼睛看不清。四月、八月吃大蒜会损伤人的精神，加重哮喘。生蒜吃多了去行房事，损伤肝脏、失去健康的脸色。凡是服用补药以及地黄、牡丹皮、何首乌等药物的人都不能吃蒜。大蒜能解除虫毒，消除内积。与鸡肉同食，会泻肚子；与鸡蛋同食，会造成呼吸急促。不要与狗肉同食。孕妇吃大蒜，会使孩子眼有病。

【评】大蒜：大蒜是我们平时做菜难以缺少的一味佐料，尤其是腥气较大的鱼类烹调，各种牲畜的下水烹调，以及有微毒的蔬菜，如：烧茄子、肉片焖扁豆等。既提味又消毒。

大蒜的好处：强力杀菌；预防肿瘤和癌症；排毒清肠，预防肠道疾病；降低血糖，预防糖尿病；预防心脑血管病；保护肝功能。（佟长有）

芸薹菜

味辛性温，即今油菜。多食发口齿痛，损阳道，发疮疾，生虫积。春月食之，发膝中痼冷。有腰脚病者，食之加剧。狐臭人并服补骨脂者，忌食之。

【译】芸苔菜味辛性温，就是现在的油菜。多吃会引起口腔疾病和牙病，损伤人的性功能，引发疮毒，产生虫积。

春天吃芸苔菜，会引起膝盖发冷的旧病。腰脚有病的人，吃了会加重病情，有狐臭的人和服用补骨脂药的人，应该禁忌吃它。

【评】芸苔菜：又名油菜、寒菜、苔菜等。相传唐代名医孙思邈头部曾长肿物，疼痛难忍，有人告知古书中有芸苔专治丹肿病的记载，取芸苔叶捣烂敷上，很快消肿。

油菜为低脂肪蔬菜，含膳食纤维，可降血脂。同时含植物激素，有防癌功能。油菜色泽碧绿，现实应用中，既是烹调主料，也可作为配料，美化装盘。（佟长有）

菘菜①

味甘，性温，即白菜。多食发皮肤瘙痒。胃寒人食多，令恶心吐沫作泻。夏至前食多，发风动疾，有足病者忌食。药中有甘草，忌有菘菜，令人病不除。北地无菘，彼人到南方，不胜地土之宜，遂病，忌菘菜，其性当作凉，生姜可解。服苍、白术②者忌之。

【译】菘菜味甘，性温，就是白菜。吃多了会引发皮肤瘙痒症。胃寒的人吃多了，会恶心、吐唾沫、泻肚子。夏至以前吃多了，会发风动疾；脚有病应忌食菘菜。服药的人，如果药里有甘草，也应忌食，如果不慎吃了，会使病症久治不愈。北方没有菘菜（元代如此），北方人到了南方，不适

①菘菜：蔬菜名。叶阔大，色白的即大白菜，淡黄的叫黄芽菜。
②白术：中药名。

应水土，就会生病，所以北方人要忌食菘菜。菘菜本性当凉，用生姜可化解。服用白术的人不要吃菘菜。

【评】菘菜：菘即白菜。有青口、白口之分。除可做馅，还可以烹制各式菜肴，如：醋熘白菜、栗子扒白菜、炉肉扒黄芽菜等，家常菜的"虾皮熬白菜""酱爆白菜丝"和冷菜"爆腌白菜"等。（佟长有）

芥菜①

味辛，性温。多食昏目，动风发气。同鲫鱼食，患水肿。同兔肉鳖肉食，成恶疮病。有疮疡痔疾便血者忌之。生食发丹石药毒。细叶有毛者害人。芥薹多食，助火生痰，发疮动血。酒后食多，缓人筋骨。芥子味辛，性热，多食动火昏目，泄气伤精。勿同鸡肉食。

【译】芥菜味辛性温。吃多了会使人视力模糊，动风发气。与鲫鱼同吃，会患水肿病；与兔肉、鳖肉同吃，会患恶病。有疮疡、痔疮等疾病和便血的人，要忌吃芥菜。生吃芥菜会引发丹石药毒。细叶有毛的芥菜对人体有害。芥菜吃多了，会上火生痰，并使疮病发流血。酒后吃很多芥菜，使人筋骨软弱无力。芥籽味辛性热，多吃也会上火损伤视力，有损人的元气和精气。芥籽不可与鸡肉同食。

【评】芥菜：芥菜北京人称为雪里蕻（其茎和叶），根

①芥菜：十字花科，一二年生草本。有叶用、茎用、根用三类芥菜。组织较粗硬，有辣味。腌制后有特殊的鲜味和辣味。种子可以榨油和制芥辣粉。

部叫芥菜头或水疙瘩。

雪里蕻为北京深秋季必腌的一种咸菜，可做"雪菜熬豆腐""肉沫黄豆炒雪里蕻"，还可干制后做成梅菜（南方）。水疙瘩也是做腌咸菜的好原料，刚应市时可与卞萝卜同做"北京辣菜"。芥菜籽可磨成粉，制成芥末面，成为调味品，"芥末墩""芥末白菜"和"炒肉丝拉皮"的必备调味料就是芥末面。（佟长有）

苋菜

味甘，性冷利。多食发风动气，令人烦闷，冷中损腹。凡脾胃泄泻者勿食。同蕨粉食，生瘕。妊妇食之滑胎，临月食之易产。不可与鳖同食，生鳖瘕。取鳖肉如豆大，以苋菜封裹，置土坑内，以土盖之，一宿尽成小鳖也。

【译】苋菜味甘，性冷利。吃多了会发风动气，使人心中烦躁郁闷，并使内脏寒冷损伤腹内。凡是有脾胃泄泻的人不要吃苋菜。与蕨粉同食，会生肿块。孕妇吃苋菜会导致流产；临产时吃苋菜生产孩子比较容易。苋菜不能同鳖肉一起吃，不然腹内会生出形如鳖状的肿块。拿豆大的一块鳖肉，用苋菜包裹起来，放进土坑里，用土盖上，过一晚上就能变成小鳖了（此说无科学根据）。

【评】苋菜：苋菜适合老年人、儿童、妇女、减肥者食用。可炝、拌、炒，可制馅，可做汤。（佟长有）

菠菜

味甘，性冷滑。多食令人脚弱，发腰痛，动冷气，先患腹冷者必破腹[①]。不可与鲗[②]鱼同食，发霍乱。北人食煤火薰炙肉面，食此则平。南人食湿热鱼米，食此则冷。令大小肠冷滑也。

【译】菠菜味甘性冷滑。吃多了会使人脚软无力，还能引发腰痛，动寒冷之气。患胃寒的人，吃了菠菜就会损伤到胃脏。不能与鳝鱼一起吃，不然会引发霍乱。北方人常吃煤火薰烤的肉和面，热性大，吃了菠菜就会平和；南方人常吃湿而热的鱼和米，吃了菠菜就感觉冷，因为菠菜使大小肠都冷滑。

莴苣菜

味甘苦，性冷，微毒。多食昏人目，痿阳道。患冷人不宜食。紫色者有毒，百虫不敢近，蛇虺[③]触之，则目瞑不见物。人中其毒，以姜汁解之。

【译】莴苣菜味甘，性寒，有微毒。吃多了使人视力不清，损伤人的性功能，害冷病的人不宜吃此菜。紫色的莴苣有毒，所有的虫类都不敢接近，蛇类触到莴苣，眼睛就看不见东西。如果人中了它的毒，可用姜汁来解除。

【评】莴苣菜：又称莴笋，可清炒、鸡蛋炒、肉片炒，

---

①破腹：伤及胃脏。

②鲗（shàn）鱼：即鳝鱼。

③蛇虺（huǐ）：蛇、毒蛇。虺，一种毒蛇，大者长八九尺、扁头大眼，色如泥土，俗称"土虺蛇"。

也可凉拌（切成丝、片均可）。选用莴笋一般以肥厚、新鲜的为好，去黄叶、老叶、病虫叶和老根即可。（佟长有）

白苣菜

味苦，性寒。似莴苣，叶有白毛。同酪食，生虫䘌①。多食令小肠痛。患冷气者勿食。产后食之，令腹冷作痛。

【译】白苣菜味苦性寒，像莴苣，而叶子上有白毛。与奶酪同吃，会使人生虫牙，吃多了会使人小肠疼痛。患冷气病的不要吃。刚生了孩子的人吃了白苣菜，使肚子发冷疼痛。

苦菜

味苦，性寒，即苦荬②。家种者呼为苦苣。不可合蜜食，令人作内痔。脾胃虚寒者忌食。蚕妇不可食，令蛾子青烂。野苣若五六回拗后，味反甘滑，胜于家种也。

【译】苦菜味苦性寒，也就是苦荬。家种的叫作苦苣。不能和蜂蜜一起吃，会造成内痔。脾胃虚寒的人不能吃。蚕妇也不能吃苦菜，否则会使蚕蛾发青烂掉。如果把野苣拧搓五六遍之后，味道反倒甘滑，胜过家里种的苦苣。

【评】苦菜：也称苦苣，全球分布约50种，我国分布约8种。苦菜叫法也很多，如：天香菜、茶苦菜、甘马菜、紫苦菜等。苦菜叶嫩水分大，脆爽，多适合凉拌菜，如：凉拌苦苣、芥辣苦苣、锦绣大拌菜等，还可做些主食，如"虾皮苦苣饼"。（佟长有）

①虫䘌：小虫。旧指牙里生的虫。
②苦荬（mǎi）：菊科苦荬菜属及苦苣菜属植物，嫩茎可食。

莱菔

根辛甘，叶辛苦，性温，即萝卜。能解豆腐、面毒。不可与地黄[①]食，令人发白。多食动气，生姜可解。服何首乌诸补药，忌食。

【译】莱菔，根辛甘，叶辛苦，性温，就是萝卜。莱菔能解豆腐之毒和面毒。不能与地黄同吃，会使人头发变白，吃多了会动气，生姜可以化解。服用何首乌等补药的人，忌食莱菔。

胡萝蔔

味甘辛，性微温。有益无损，宜食。

【译】胡萝蔔味甘辛，性微温。有益无损，适合吃。

【评】胡萝蔔：号称植物"小人参"。栽培历史约在2000年以上，含多种营养元素。胡萝卜有黄、赤两种，黄者为当今市场常见，人们称为"洋胡萝卜"。赤者，称为"伏地胡萝卜"或"红根儿"，现在少见。过去红根儿用盐腌制，在吃"凉粉"或"漏鱼儿"的时候，如果没有"腌红根儿"丝，那味就太逊色了。（佟长有）

芫荽[②]

味辛，性温，微毒，即胡荽。多食伤神，健忘出汗。有

---

① 地黄：中药名。

② 芫（yán）荽（sui）：俗称香菜，伞形科，一二年生草本植物。有特殊香味，其果实可提制芫荽油，茎叶做蔬菜。中医学上全草入药，性温，味辛，功能解表，透发麻疹。

狐臭、口气、龋齿①、脚气、金疮者并不可食。久病人食之脚软。同斜蒿②食，令人汗臭难瘥。根发痼疾。凡服一切补药及白术、牡丹皮③者忌之。勿同猪肉食。妊妇食之，令子难产。

【译】芫荽味辛性温，稍有毒性，就是胡荽。吃多了伤神、健忘、出汗。有狐臭、口臭、虫牙、脚气、金疮的人，都不可以吃芫荽。久病的人吃了芫荽就会脚发软。与斜蒿一起吃，使人流汗发臭，难以痊愈。吃芫荽根会引发久治不愈的旧病。凡是服用一切补药以及白术、牡丹皮的人，忌食芫荽。此菜不能与猪肉同食。孕妇吃了会导致难产。

【评】芫荽：也叫香菜。西汉时张骞自西域引进中国。香菜中含有挥发油，能散发特殊香味。菜肴中有"芫爆里脊丝""芫爆散丹"等菜，也可做成"牛肉香菜饺子"，一些羊肉汤菜类、涮羊肉常用它作调味料；吃馄饨、凉拌菜也离不开它。（佟长有）

茄子

味甘淡，性寒，有小毒。多食动风气，发痼疾及疮疥。虚寒脾弱者勿食。诸病人莫食，患冷人尤忌。秋后食茄损目。同大蒜食，发痔漏。多食腹痛下利。女人能伤子宫无孕。蔬中惟此无益。

【译】茄子味甘淡，性寒，稍有一点毒。吃多了会动风气，

①龋（nì）齿：即龋齿。中医学指虫咬的病。
②斜蒿：蒿菜的一种。
③白术、牡丹皮：中药名。

引发久治不愈的旧病和疮痈、疥瘙，虚寒的人和脾弱的人不要吃。患任何病都不要吃茄子，患冷病的人尤其要忌食。立秋以后吃茄子损伤人眼。茄子和大蒜同食，会引发痔漏。吃多了会腹痛、痢疾。女人吃多了会伤及子宫以致不孕。蔬菜中只有此菜对人体没有好处。

【评】茄子：原产于印度，东汉时传入我国。一般用圆茄子和长茄子做菜，北方喜欢用圆茄子。茄子做菜一般较简单，如"毛豆烧茄子""鱼香茄子""凉拌茄泥""炸茄盒"等。（佟长有）

芋艿①

味辛甘，平滑，有小毒。生则味莶②有毒，不可食。性滑下利，服饵③家所忌。多食困脾，动宿冷滞气，难尅化④。紫芋破气。野芋形叶与家芋相似，有大毒，能杀人，误食烦闷垂死者，以土浆及粪清、大豆汁解之。

【译】芋艿味辛甘，性平滑，有小毒。生芋艿味苦有毒，不能吃。吃了会使人泻肚。吃糕饼面饼的人家要忌食芋艿。吃多了会困脾，引发以前的冷病且使气脉不通畅，难以消化。紫色的芋艿会消损人的元气。野芋艿形状和叶子都和家芋艿

---

①芋艿（nǎi）：植物名。天南星科，多年生草本。芋艿俗称"芋头"，地下有肉质的球茎，温带地区很少开花，性喜高原湿润。用球茎繁殖。球茎可食用，亦可药用。
②莶（liǎn）：即白蔹。白蔹味苦辛。这里指具有白蔹的苦辛味。
③饵：糕饼，面饼。
④尅化：消化。

相似，有大毒，能致人死命。误吃了野芋烦闷将死的人，用土浆、粪清或大豆汁可以消解。

山药

味甘，性温平。同鲫鱼食不益人，同面食动气。入药忌铁器。甘藷[1]味甘，性平。

【译】山药味甘，性温平。与鲫鱼一起吃，对人没有好处。山药与面同食，会使人动气。如果入药，忌避铁器。甘薯味甘性平。

茼蒿[2]

味甘辛，性平。多食动风气，熏人心，令气满。

【译】茼蒿味甘，性平。吃多了会动风气，熏人心，使人气胀气满。

马齿苋[3]

味酸，性寒滑。一名九头狮子草，俗名酱瓣草。一种叶大者忌食，妊妇食之，令堕胎。

【译】马齿苋味酸，性寒滑。又名九头狮子草，俗称瓣草。一种叶子很大的不能吃，孕妇吃了会导致流产。

①甘藷：即"甘薯"。

②茼蒿：菊科。一二年草本植物。色淡绿，有香气。嫩茎和叶可作蔬菜，且有祛痰之效。

③马齿苋：苋菜的一种。苋菜，苋科。一年生草本植物。叶绿或紫红色，茎为紫红色。幼苗可作蔬菜。

葵菜①

味甘，性寒，为百菜之长，解丹石毒。性冷滑利，胃寒泄泻者勿食。同黍米食、同鲤鱼及鱼鲊食并害人。时病后食之，令目暗。勿同砂糖食，妊妇食之，令滑胎。其菜心有毒，忌食，叶尤冷利，不可多食。茎赤叶黄者勿食。生葵发宿疾，与百药相忌。蜀葵苗亦可食，但久食钝人志性。被犬啮者，食之即发，永不瘥也。合猪肉同食，令人无颜色。食葵须用蒜，无蒜勿食之。葵性虽冷，若热食之，令人热闷动风气。四月勿食，发宿疾。

【译】葵菜味甘性寒，是百菜之长。能解丹石之毒。性冷滑利，人吃了会滑肠泻肚子。有胃寒泄泻病症的人不要吃葵菜。如果与黍米一起吃，或与鲤鱼和腌鱼一起吃，都会损伤人的身体。病后吃葵菜，会使眼睛模糊不清。不要与砂糖一起吃，孕妇吃了会导致流产。葵菜心有毒，不能吃；叶子尤其性冷滑利，不能多吃。茎发红叶发黄的不能吃。吃生葵菜会引发旧病。葵菜与各种药都相忌讳。蜀葵的苗也可以吃，但是久吃能使人志性迟钝。被狗咬了的人吃了会犯病，永无痊愈之日。与猪肉一起吃，会使人失去正常颜色。吃葵菜必须用蒜，没有蒜不要吃。葵菜虽性冷，如果热时吃，使人又热又闷动风气。四月间不要吃葵菜，会引发旧病。

①葵菜：植物名，即"冬葵"。为我国古代重要蔬菜之一。元代王祯《农书》称之为"百菜之王"。

莼菜^①

味甘，性寒滑。生湖泽中，叶如荇^②而差圆，形似马蹄。多食及熟食，令拥气^③不下，损胃伤齿，落毛发，令人颜色恶，发痔疮。七月间有蜡虫著上，误食令霍乱。和醋食，令人骨痿。时病后勿食。

【译】莼菜味甘，性寒滑。生长在湖泽之中。叶子像荇菜而不如荇菜圆，形状像马蹄。吃多了或者煮熟了吃，会气脉阻塞不畅，损伤胃和牙齿，脱落毛发，脸色不好看，以致引发痔疮。七月间，菜上面有一种蜡虫，误吃了会患霍乱。与醋一起吃，使人骨骼萎缩。在得时病之后，不要吃莼菜。

【评】莼菜：莼菜含单宁物质，与铁器接触会变黑。不加醋食用，以免损伤头发。（佟长有）

芹菜

味辛甘，性平。杀丹石毒。和醋食损齿。有鳖瘕人不可食。春秋二时，宜防蛇虺遗精，误食令面、手发青，胸腹胀痛，成蛟龙瘕^④。服饧餹^⑤二三碗，日三度，吐出便瘥。种近水泽者良，高田生者勿用。一种赤芹有毒，忌食。

①莼菜：又名"水葵"，睡莲科，水生宿根草本植物，叶片椭圆形，深绿色，浮于水面。春夏采嫩叶作蔬菜，秋季植株老衰，作猪饲料。

②荇：即"荇菜"。一种水生植物，白茎，叶紫赤色，正圆，径寸余，浮在水面。

③拥气：疑为"壅气"，胸中气塞结闷不畅。

④蛟龙瘕：腹内结快形的蛟龙的病疾。

⑤饧餹：古"糖"字。亦作"餹"，后特指用麦芽或谷芽熬成的糖。

【译】芹菜叶辛甘，性平。能解丹石之毒。与醋一起吃会损坏牙齿，患腹内有整状肿块病症的人，不可吃芹菜。春、秋两个季节，要注意防止毒蛇遗留的精液，如果误食了会使脸和手发青、胸部腹部胀痛，在腹内形成蛟龙形状的肿块。出现这种情况，服用饧糖二三碗，每天三次，呕吐出来就好了。种在靠水的芹菜比较好，在高田上种的不要食用。有一种红色的芹菜有毒，不要吃。

水芹

味辛甘，性平。生地上者名旱芹，其性滑利。一种黄花者有毒杀人，即毛芹也。赤芹生于水滨，状类赤芍药①，其叶深绿，而背甚赤，其性温，味酸有毒。胡芹生卑湿地，三四月生苗，一本丛出，如蒿②，白毛蒙茸③，嫩时可茹，其味甘辛，性温。蛇喜嗜芹，春夏之交，防遗精于上，误食成蛟龙瘕。和醋食，令人损齿。忌同芹菜。

【译】水芹菜味辛甘，性平。生在地上的名叫旱芹，性滑利。有一种开黄花的有毒，能致人死亡，这是毛芹菜。赤芹生长在水滨，形状类似红芍药，它的叶子深绿色而背面很红，性温，味道酸，有毒。胡芹生长在低洼潮湿的地方，三四月时长出嫩苗，一个根可以丛生出来，像蒿草一样，白

---

①芍药：多年生草本植物。初夏开花，与牡丹相似，大型、美丽，有红、白等颜色。
②蒿：草名，有青蒿、白蒿等多种。
③蒙茸：包裹着细嫩的草。蒙：包裹。

色的茸毛包裹着细嫩的幼苗，嫩的时候可以吃，其味辛甘，性温。蛇喜欢吃芹菜，在春、夏之交，要谨防蛇类遗精液于菜上，不慎吃了会在腹内生出蛟龙形状的肿块。与醋一起，损人牙齿。水芹禁忌与芹菜相同。

茭白①

味甘淡，性冷滑。多食令人下焦②冷。同生菜蜂蜜食，发痼疾，损阳道。服巴豆人忌之。

【译】茭白味甘淡，性冷滑。吃多了会使下焦发冷。与生菜、蜂蜜同食，引发久治不愈的旧病，还会影响人的性功能。服用巴豆的人不能吃茭白。

刀豆子

味甘，性温。多食令人气闭头胀。

【译】刀豆子味甘性湿，吃多了会使人气脉不畅头脑发胀。

芜菁③

味辛苦，性温，即诸葛菜，北地尤多。春食苗，夏食心，秋食茎，冬食根。多食动风气。

【译】芜菁味辛苦，性温，也称"诸葛菜"，北方特别多。

---

①茭白：又名"菰笋"。菰的花经黑粉菌侵入，刺激其细胞增生而形成的肥大嫩茎，可食。

②下焦：中医学名词。自脐以下，名为"下焦"。包括肾、小肠、大肠等脏器，主要功能是吸收营养和大小便。

③芜菁：又名"蔓菁"。十字花科，一二年草本植物。直根肥大，质较萝卜致密，有甜味，呈球形或扁圆形。性喜冷凉。根和叶可作蔬菜，鲜食或盐腌后食用。

春天吃菜苗，夏天吃菜心，秋天吃菜茎，冬天吃菜根。吃多了会动风气。

莙菜①

味甘苦，性寒滑，即甜菜。一名莙达菜，道家忌之。其茎烧杰淋汁洗衣，白如玉色。胃寒人食之，动气发泻。先患腹冷人食之，必破腹。

【译】莙菜味甘苦，性寒滑，就是甜菜。又叫莙荙菜。道家忌讳这菜。它的茎烧成灰淋成汁液，洗衣服白如玉色。胃寒的人吃了会动风腹泻；原来就患腹冷病的人吃了莙菜，一定会伤害腹内。

苜蓿②

味苦涩，性平。多食令冷气入筋中，即瘦人。同蜜食，令人下痢。

【译】苜蓿味苦涩，性平。吃多了会使冷气进入筋络中，人会削瘦。与蜂蜜一起吃，会导致泻肚。

落葵③

叶味酸，性寒滑，即胭脂菜。脾冷人不可食。曾被犬啮

①莙（tián）菜：亦称"糖萝卜""甜菜"。藜科，二年生草本植物。有圆锥形、纺锤形和楔形，皮呈红、紫、白或浅黄等色。喜冷凉气候。块茎可制砂糖，叶子和糖楂可作饲料。
②苜蓿：植物名，豆科，一年生或多年生草本。可以用作蔬菜或肥地。
③落葵：亦称"胭脂草""胭脂豆"。落葵科，一年生草本缠绕草本。茎紫红或绿色。叶肉质，广卵形。花小，带红色。花后花被增大，变紫色，多汁，包裹果实，性喜温暖。嫩枝叶作蔬菜，全草可入药。

者食之，终身不瘥。

【译】落葵叶味酸，性寒滑，就是胭脂菜。脾冷的人不可以吃落葵。曾经被狗咬过的人如果吃了，终生不能痊愈。

黎豆①

味甘，微苦，有小毒，其子大如刀豆子，淡紫色，有斑点如狸文②。煮去黑汁，再煮乃佳。多食令人发闷。

【译】黎豆味甘微苦，性温，有小毒。黎豆的籽大如刀豆的籽，淡紫色，有斑点像狸的花纹一样。先煮去黑汁，再煮才好。吃多了使人心里发闷。

白花菜

味苦辛，性凉，一名羊角菜。多食动风气，滞脏腑，困脾发闷。不可与猪心、肺同食。

【译】白花菜味苦辛，性凉，又叫"羊角菜"。吃多了会动风气，阻塞脏腑，困脾发闷。不可以与猪心、猪肺一起吃。

红花菜

味甘，性平。妊妇忌食。

【译】红花菜味甘，性平，妊妇忌食。

黄花菜

味甘，性凉。一名萱花。

【译】味甜，性偏凉。又叫萱花。

---

①黎豆：黑豆的一种。"黎"与"黧"通，即黑色。
②狸文：狸的花纹。狸，伏兽。文，即"纹"。

【评】黄花菜：民间又叫忘忧草。相传秦末农民起义领袖陈胜幼时家境贫寒，身患疾病，常以乞食度日。某天遇到一黄姓老妪煮了些萱草送给他吃，慢慢疾病消退。陈胜为谢救命之恩，将老妪奉养起来，并把萱草称为"忘忧草"。（佟长有）

黄瓜菜

味甘微苦，性凉。其色黄，其气似瓜，其菜形如薤。

【译】黄瓜菜，味甘微苦，性凉。它的颜色是黄的，气味似瓜，它的菜形像薤。

【评】黄瓜菜：黄瓜菜首先不是黄瓜做的菜。据说其产地北至黑龙江、南至广东都有分布。食用可通结气、利肠胃。（佟长有）

马兰①

味辛，性微温。醃藏作茹②，甚良。

【译】马兰味辛，性微温。腌制后贮藏起来做菜很好吃。

草决明③

味甘，性凉。春采为蔬，花子皆堪点茶。

【译】草决明味甘，性凉。春天采摘下来可以作蔬菜，开的花和结的果实都能沏茶喝。

---

①马兰：又叫"鸡儿肠"，俗称"马菜""马头菜"。菊科，多年生草本，生于路边旷野。嫩苗可食，中医学上全草入药，性凉，功能清热、凉血、解毒。
②茹：蔬菜的总称。
③草决明：豆科，一年生草本植物。嫩苗、嫩果可食。种子称为"决明子""假绿豆"，可以代茶。中医学上以其入药，性平，味甘苦咸，功能清肝明目。

【评】草决明：是一味中药。据传可冷水代茶饮，明目养肝。可做粥，可与枸杞、菊花、柠檬、红枣等原料汤做成饮品。（佟长有）

蕹菜 ①

味甘，性平。难产妇人宜食。解野葛毒，取汁滴野葛苗，当时萎死。

【译】蕹菜味甘，性平。适合难产妇女。蕹菜能解野葛之毒，取一点蕹菜的汁液，滴到野葛苗上，野葛立即枯萎而死。

东风菜 ②

味甘，性寒。有冷积人勿食。

【译】东风菜味甘，性寒。有冷积病的人不要吃。

【评】东风菜：可凉拌，做法：先去除杂质，入沸水焯后捞出，挤干水分；切段，加盐、姜末、少许酱油、白糖、蒜末、白胡椒粉、香油，拌匀即可。（佟长有）

荠菜 ③

味甘，性温。取其茎作挑灯杖 ④，可辟蚊蛾，谓之护生草。

①蕹（wèng）菜：俗称"空心菜""藤藤菜"。旋花科，一年生草本植物。茎蔓生，中空，节上能生不定根。叶长心脏形，柄甚长。性喜温暖湿润，耐炎热。嫩梢可食。
②东风菜：又名山白菜、盘龙草、仙白草，菊科植物，药用主治跌打损伤，其根又名草三七。
③荠菜：十字花科。一二年生草本植物。春天开花，短角果，内含多数种子。性喜温和，耐寒力强，野生于田野，也有人工栽培。嫩株作蔬菜，带花、果的全草入药。性凉，味甘淡，功能凉血止血。
④挑灯杖：旧时点灯用油，以通草芯作灯芯，需不时将灯芯挑一下，所以叫"挑灯杖"。

其子名蒫食，味甘，性平，饥岁采之，水调成块，煮粥甚粘滑。患气病人食之，动冷气。不与面同食，令人背闷。服丹石人不可食。

【译】荠菜味甘，性温。用它的茎可以作挑灯杖，可以避驱蚊蛾，被称为"护生草"。它结的子实叫"蒫食"，味甘性平。饥荒之年采摘它，用水调成块，煮粥吃很黏滑。患气病的人吃了会动冷气。不能与面一起吃，否则令人发闷。服丹石的人不能吃。

【评】荠菜：降血压，清肝调脾。口味纯香，做馅、做汤、清炒都很美味，可做"银鱼荠菜粥"。（佟长有）

蘩蒌①

味酸，性平。一名鹅肠菜。同鱼鲊食，发消渴病，令人健忘。性能去恶血，不可久食，恐血尽也。

【译】蘩蒌味酸，性平，又名鹅肠菜。如果与腌鱼一起吃，会引发消渴病，使人健忘。它的功能是可以除去人体内的恶血。但不能长久吃，恐怕把血液去尽了。

蕺菜②

味辛，性微温，有小毒。一名鱼腥草，多食令人气喘。小儿食之，三岁不行，便觉脚痛。素有脚气人食之，一世不愈。

---

①蘩（fán）蒌（lóu）：石竹科植物，又名鹅肠草，亦即白蒿。
②蕺（jí）菜：又名"鱼腥草"。三白草科，多年生草本植物。茎上有节，叶子互生，心脏形，花小而密，产于我国长江以南各地。中医学上以茎和叶入药，有鱼腥气，功能为清热解毒，消肿，排脓。幼嫩茎叶可食。

久食发虚弱，损阳气，消精髓。

【译】蕺菜味辛，性微温，稍有毒性。又叫"鱼腥草"。这种菜吃了人气喘。小孩吃了，长到三岁仍不能行走，总觉得脚疼。平时有脚气病的人吃了这种菜，一辈子不能痊愈。长期吃它使人虚弱，损伤阳气，消损精髓。

蒲公英①

味甘，性温。嫩苗可食。解食毒。一名黄花地丁草。

【译】蒲公英味甘，性温。嫩苗可以吃。能解除食物中的毒性。又叫"黄花地丁草"。

翘摇②

味辛，性平，即野蚕豆。生食令人吐水。

【译】味辛性平，就是野蚕豆，生吃会使人吐酸水。

鹿藿③

味甘，性平，即野绿豆。生熟皆可食。其子可煮食，或磨面作饼蒸。

【译】鹿藿味甘，性平，也就是野绿豆。生的熟的都可以吃。鹿藿的子粒可以煮着吃，或者磨成面做成饼蒸食。

①蒲公英：菊科，多年生草本，全株有白色乳汁。叶丛生，冬末春初抽花茎，果实成熟时形成白色绒球，有毛的果实可以随风飞散。中医学上以全草入药，性寒，味甘苦，功能清热解毒。

②翘摇：即"紫云英"，又称"红花草""草子"。豆科，一二年生草本植物。喜温暖湿润气候，是我国长江流域以南水稻区的主要绿肥作物和蜜源作物。嫩叶茎可食用。

③鹿藿：亦称"老鼠眼"，豆科，草质缠绕藤本。荚果长椭圆形，红褐色，顶端有小喙，种子间略收缩。种子可食，可入药，有镇咳祛痰，祛风和血，解毒杀虫之效。

灰涤菜

味甘，性平。杀刺毛虫、蜘蛛咬毒。其子可磨粉炊饭。

【译】灰涤菜味甘，性平。可以杀灭刺毛虫，解蜘蛛咬后所中的毒。此菜的子实可以磨成粉做饭吃。

秦荻藜

味辛，性温。于生菜中最称香美。

【译】秦荻藜味辛，性温。在生菜中，被认为是味道最香美的。

香椿苗

味甘辛，性平。多食昏神，熏十二经脉。同猪肉、面食多，令人中满。

【译】香椿树的牙苗味甘辛，性平。此物吃多了，会使人昏神，它的气味熏袭人的十二经脉。如果和猪肉、热面在一起吃，多数情况会令人腹中胀满。

五茄芽

味甘辛，性温。

【译】五茄树的嫩芽，味甘辛，性温。

枸杞苗

味甘苦，性寒。解面毒，与乳酪相反。

【译】枸杞树的苗，味甘苦，性寒。能解除面粉之毒，和乳酪相反。

甘菊苗

味甘，微苦，性凉。生熟可食。真菊延龄。野菊食之，伤胃泻人。

【译】甘菊苗味甘，稍微苦，性凉。生的熟的都可以吃。吃了真正的甘菊苗，可以延年益寿，但吃了野菊苗，就会伤胃，使人腹泻。

绿豆芽菜

味甘，性凉。但受抑郁之气所生，多食发疮动气。

【译】绿豆芽菜，味甘，性凉。可是此菜是受抑郁之气才生长出来的，吃多了会使人引发疮病动气。

【评】绿豆芽菜：绿豆经水发而成，因形似如意，也叫作"如意菜"。（佟长有）

竹笋

味甘，性微寒。诸笋皆发冷血及气，多食难化，困脾。小儿食多成瘕。同羊肝食，令人目盲。勿同砂糖食。箽笋①：味苦难食，多食发风动气作胀。淡竹笋：多食发背闷脚气。刺竹笋：有小毒，食之落人发。箭竹笋：性硬难化，小儿勿食。桃竹笋：味苦，有小毒，南人谓之黄笋，灰汁煮之可食，不尔戟人喉。酸笋出粤南：用沸汤泡去苦水，投冷井水中浸二三日，取出，缕如丝绳，醋煮可食。凡煮笋，少入薄荷食盐，则味不苦，或以灰汤煮过，再煮乃佳。芦笋忌巴豆，干笋忌

---

①箽（jǐn）笋：箽竹之笋。箽竹坚而短节，筒圆皮白。

砂糖、鲟鱼、凌羊心肝。食笋伤，用香油生姜解之。

【译】竹笋味甘，性微寒。各种笋都能引发冷血及气病。吃多了难以消化，使脾困劳。小孩吃多了肚子里会形成肿块。与羊肝同食，会使眼睛失明。不要和砂糖同吃。笋味辛难吃，吃多了会发风动气胀肚。淡竹笋多吃了，会引发背闷和脚气病。刺竹笋稍有毒性，吃了会使人脱发。箭竹笋性硬，吃了难以消化，小孩子不要吃。桃竹笋味苦，稍有毒性，南方人叫它黄笋。这种笋用灰汁煮过之后，就可以吃，不这样会刺激咽喉。酸笋产于广东南部，用滚开的水泡去它原有的苦味，再放进冷井水中浸泡两三天，然后取出来，此笋就如缕缕丝绳一样，加醋煮熟就可以吃了。凡是煮笋，稍加一些薄荷和食盐，味道就不会像苦那样苦辛。或者先用灰汤煮过，再煮才好。芦笋忌讳巴豆，干笋忌讳砂糖、鲟鱼和羊心羊肝。吃笋伤了胃，可用香油生姜化解。

荆芥①

味辛，性温。可作菜，食久动渴疾。熏人五脏神。反驴肉、无鳞鱼。勿与黄颡鱼②同食。与蟹同食动风。

【译】荆芥味辛，性温。可以作菜用。吃用时间长了会引发消渴病。它的味道熏袭刺激五脏大脑。与驴肉和无鳞鱼

---

①荆芥：亦称"裂叶荆芥"。唇形科，一年生草本。有强烈香气。全草可提取芳香油。中医学上以带花穗的地上部分入药。性微温，味辛，功能发汗解表。
②黄颡鱼：一名昂刺鱼、黄骨鱼，头部扁平，长十余厘米，青黄色，大多具不规则褐色斑纹。背鳍、胸鳍各具一硬刺，后缘具锯齿，刺活动时能发声。无鳞。

性相反，不可同吃，也不可与黄颡鱼一起吃。与螃蟹同吃会使人动风。

壶瓠

味甘，性平滑。多食令人吐利，发疮疥。患脚气、虚胀冷气者食之，永不除也。

【译】壶瓠味甘，性平滑。吃多了会使人又吐又泻，引发疮疥。患有脚气、虚胀和冷气的人吃这菜，病就永远除不掉。

【评】壶瓠：清代朱彝尊有七绝：归人万里望邸为，白酒黄壶瓠作卮。外形极似壶，紫砂壶也有此品像。瓠又称"瓠子"，吃法很多，可清炒、炒肉，甚至可与海鲜同做。北京人将其擦丝加入鸡蛋、香菜摊成饼状，醮上烂蒜、酱油、香油汁，叫作"瓠塌子"。现在经常以西葫芦替代。（佟长有）

壶卢

味苦，性寒，有毒。有甘、苦二种。俗谓以鸡烘壅之，或牛马踏践，则变而为苦。

【译】壶卢（葫芦）味苦，性寒。有毒。壶卢分为甜和苦的两种，通常用鸡粪堆在壶卢根部，有的被牛马践踏之后，就变成苦的了。

冬瓜

味甘淡，性寒。经霜后食良。阳脏①人食之肥，阴脏人

---

①阳脏：脏腑经脉营卫气血阴阳协调，称五脏阳。五脏各有阴阳，如心阴、心阳，肺阴、肺阳，脾阴、脾阳，肝阴、肝阳，肾阴、肾阳。盛时为阳脏，衰时为阴脏。

食之瘦。煮食能炼五脏，为下气也。冷者食之瘦人。九月食之，令人反胃，阴虚①久病及反胃者，并忌食之。白瓜子久食寒中。

【译】冬瓜味甘淡，性寒。经过霜冻之后的冬瓜好。阳脏的人吃了发胖，阴脏的人吃了消瘦。煮熟吃能洗练五脏，因为冬瓜有下气的功能。冷的冬瓜吃了使人消瘦，九月间吃冬瓜使人反胃。阴虚的人，长期患病的人和经常反胃的人，都应忌食冬瓜。白色瓜子久吃会使脾胃生寒。

南瓜

味甘，性温。多食发脚气黄疸。同羊肉食，令人气壅。忌与猪肝、赤豆、荞麦面同食。

【译】南瓜味甘，性温。吃多了会引发脚气病和黄疸病。与羊肉一起吃，使人气脉阻塞。不能与猪肝、赤豆、荞麦面同食。

【评】南瓜：京人常称为"老倭瓜"。分黄、绿色，也有分圆形、长形。南瓜为热物，不可与羊肉同食，不可与菠菜一起吃，不与红薯同食，以防腹胀。（佟长有）

菜瓜②

味甘淡，性寒。时病后不可食。同牛乳、鱼鲊食，并成疾。生食，冷中动气，心痛脐下症结。多食令人虚弱不能行，

---

①阴虚：中医学名词。指精血或津液亏损的病理现象。因精血和津液属阳，故称阴虚。多见于劳损久病或热病之后，而致阴液内耗的患者。阴虚主要表现为内心烦热，或午后潮热、盗汗、颧红、舌红少苔等。
②菜瓜：葫芦科，是甜瓜的变种。茎叶与甜瓜几无区别，实为长筒形。果肉质坚实而汁液较少，适于酱腌。

小儿尤甚。发疮疥。空心生食，令胃脘^①痛。菜瓜能暗人耳目——观驴马食之即眼烂，可知其性矣。

【译】菜瓜味甘淡，性寒。患流行性传染病后不能吃，同牛奶、腌鱼一起吃，都会生病。生吃使腹内发冷、动风气。其心会使脐下结肿块。吃多了会使人虚弱不能行走，小孩子尤其严重，还会引发疮疥。空腹吃生菜瓜，会使胃脘疼痛。菜瓜能使人眼昏耳背——如果看见驴马吃菜瓜眼睛会溃烂，就可以了解菜瓜的特性了。

黄瓜

味甘淡，性寒，有小毒。多食损阴血，发疟病，生疮疥，积瘀热，发疰气^②，令人虚热上逆。患脚气、虚肿及诸病时疫之后不可食，小儿尤忌。滑中，生疳虫^③。勿多用醋，宜少和生姜，制其水气。

【译】黄瓜味甘淡，性寒，有微毒。吃多了会损害人的阴血，引发疟疾，生疮疥，造成瘀血和内热，还会引发疰气，使人的虚热向上逆行。患脚气病、虚肿病，以及各种流行性传染病初愈之后，不可以吃。小孩子尤其要禁忌。它能使人肠胃滑泻，得由寄生虫引起的疳积病。吃黄瓜不要多用醋，适合放少许生姜，以制伏它的水气。

---

③脐下症结：肚脐之下的肿块。

①疰（zhù）气：中医学病名。微热食少，身倦肢软，逐渐消瘦。

②疳（gān）虫：由寄生虫引起的疳积。

丝瓜

味甘，性冷。多食令痿阳事，滑精气。

【译】丝瓜味甘，性冷。吃多了会阳痿，还会使精气自行滑泄。

木耳

味甘，性平，有小毒。恶蛇从下过者有大毒。枫木上生者，食之令人笑不止。采归色变者，夜视有光者，欲烂不生虫者，赤色及仰生①者，并有毒，不可食。惟桑榆槐柳树上生者良，柘②木者次之。其余树生者，动风气，发痼疾，令人肋下急，损络，背膊闷。不可合雉肉、野鸭、鹌鹑食。中其毒者，生捣冬瓜蔓汁并地浆可解。

【译】木耳味甘，性平，有微毒。如果有毒蛇毒虫从下面经过的，就有大毒。在枫木上生长的木耳，吃了之后会让人发笑不止。采回后颜色变了的，晚上看时有光的，将要烂而又不生虫的，红颜色和仰着向上生长的，全都有毒，不能吃。只有在桑树、槐树、榆树、柳树上生长的最好，柘树生长的就差一些。在其他树上生长的木耳，吃了会使人动风气，引发老病，使人肋下紧缩，损伤经络，脊背和肩膊气脉不畅。不能与野鸡肉、野鸭肉、鹌鹑肉一起吃。如果中了木耳的毒，把生冬瓜藤蔓捣出汁液和地浆一起饮用来解除。

①仰生：木耳仰面向上生长。
②柘：植物名。桑科。灌木或小乔木。叶可喂蚕，果可食并能酿酒，茎皮可造纸，根皮可入药。

香蕈①

味甘,性平。感阴湿之气而成,善发冷气,多和生姜吃良。生山僻处者有毒,杀人。皂英蕈草有毒,不可食。

【译】香蕈味甘性平,是受阴湿之气而长成的。善于散发冷气,多数和生姜同食比较好。生长在山间偏僻地方的香蕈,有毒,能致人死命。皂英蕈有毒,不可以吃。

【评】香蕈:又叫香菇、冬菇。民间素有"山珍"之称。可煎、酿、炒、焖、蒸等。(佟长有)

天花蕈

味甘,性平。五台山多蛇,蕈感其气而生,故味虽美而无益。煮时以金银器试之,不变黑者,方可食之。

【译】天花蕈味甘,性平。五台山一带蛇很多,这种菌是感染了蛇的气息而出生的,所以味道虽然鲜美,但对人体没有好处。煮的时候,可以用金银器试一下,如果金银器材不变黑,才可以吃。

磨菇蕈②

味甘,性寒。一云有毒,不可多食,动风气,发病。勿同雉肉食。

①香蕈(xùn):即"香菇""冬菇"。担子菌纲,伞菌科。菌盖表面褐色,菌褶白色,菌柄柱状浅咖啡色,基端稍带红色或红褐色。生长于枯死的枫香、栲、枹、栎、栗、野漆等树上,不耐高温,子实体常在立冬后至翌春清明前产生。味鲜而香,为优良食用菌。
②磨菇蕈:一名麻姑蕈。

【译】磨菇蕈味甘，性寒。一种说法认为它有毒，不可以多吃，不然会动风气引发病症。不要与野鸡肉同食。

鸡枞 ①

味甘，性平。出云南。

【译】味道甘美，性平。出自云南。

土菌

味甘，性寒。有毒，槐树上生者良，野田中者有毒杀人。多食发冷气，令人腹中微微痛，发五脏风，拥经脉，动痔漏，令人昏昏多睡，背膊四肢无力。冬春无毒，夏秋有毒，或有索虫从下过也。夜中有光者，欲烂无虫者，煮之不熟者，煮讫照人影者，上有毛下无纹者，仰卷赤色者，坟墓中生棺木上者，并有毒杀人。勿同雉肉、鹌鹑食。中其毒者，地浆及粪汁解之。煮菌时投姜屑饭粒，若黑色者杀人，否则无毒。或以苦茗、白矾匀新水咽下解之。妊妇食之，令子风疾。广南人杀毒蛇，覆之以草，以水洒之，数日菌生，采干为末，入酒毒人，遇再饮酒，毒发立死。又南夷以胡蔓草②毒人至死，悬尸于树，汁滴地上，生菌子收之，名菌药，毒人至烈。此皆不可不知，故并记之。苦竹菌有大毒，忌食。

【译】土菌味甘性寒，有毒。在槐树上生出来的比较好。

---

①鸡枞：担子菌纲，伞菌科。雨季发生于田野的白蚁窝上。以我国云南产者味最美。
②胡蔓草：即"胡蔓藤"，又称"钩吻""断肠草""大茶药"。马钱科，常绿缠绕灌木。叶对生，卵形至卵状披针形。根、茎、叶有剧毒，可作杀虫药剂。

而生长在野田中的有毒，能致人死命。吃多了会发冷气，使人肚子里微微作痛，引发五脏风，阻塞经脉，引起痔痛，使人昏昏然多睡，背部、肩膀和四肢都没有力气。土菌冬天春天无毒，夏季、秋季有毒。也许是由于有毒蛇、毒虫从菌下经过的关系。那些夜间有光的、快要烂却没有虫子的、煮不熟的、煮了之后的汤水照人没有影子的、正面有毛而反面没有花纹的、仰面向上卷曲颜色鲜红的、坟墓中生长在棺木之上的，都有毒可致人死命。不要与野鸡肉、鹌鹑肉一起吃。如果中了土菌的毒，地浆和粪汁可以解毒。煮土菌时，放一些姜末和饭粒，如果变黑了，能死人，否则无毒。如果有毒，可以把苦茶和白矾放进嘴里，用勺子舀新水咽下，就可以解除。孕妇吃了土菌，生的孩子易患风疾。广南人杀死毒蛇，用草盖上，再用水喷洒，过几天就长出菌来。采摘晒干碾成细末，放到酒里毒人。喝了这酒之后，再次喝酒，毒性发作立刻死亡。另外，南方少数民族用胡蔓草毒人至死，把尸体悬挂树上，滴下来的汁液入土，生出菌子收起来，称之为"菌药"，用来毒害人极为厉害。这些都是不能不知道的知识，我一并记录下来。苦竹菌有剧毒，要忌食。

羊肚蕈 [①]

味甘，味寒。患冷积腹痛泄泻者勿食。

[①] 羊肚蕈：即"羊肚菌"。子囊菌纲，马鞍菌科。外形略似一般伞菌。子囊盘呈圆锥形，表面有蜂窝状凹陷，很像翻转的羊肚，故名。

【译】羊肚蕈味甘性寒，患冷积、腹痛、泄泻病的人，不能吃。

葛花菜

味甘苦，性凉。产诸名山，秋霜浮空，如芝菌[①]涌生地上，色赤味脆，亦蕈类也。

【译】葛花菜味苦甘，性凉。出产于名山，当秋霜飘浮在天空的时候，葛花菌就像芝菌一样簇拥着出生在地上，颜色发红，味道甚脆，也属于草菌一类。

地耳

味甘，性寒。春夏生雨中，雨后速采，见日即不堪用。俗名地踏菰。

【译】地耳味甘性寒，春天和夏天在下雨时生长，雨停要快些采摘，一见太阳就不能吃了。俗名叫"地踏菰"。

石耳[②]

味甘，性平。味胜木耳。

【译】石耳味甘性平。味道好过木耳。

【评】为地衣植物门植物，因形似耳得名。含大量蛋白质。清代为"八珍"之一，成菜可甜可咸，如"红枣莲子蒸石耳""石耳炖鸡"。（佟长有）

---

①芝菌：真菌的一种，即"灵芝"。

②石耳：地衣门，石耳科植物，体呈叶状。通常背面灰白色或灰绿色，腹面黑褐色或黄褐色。草质易脆折。腹面中央有脐状突出物，借此着生于基质上，多见于山地悬崖石壁上。可供食用亦可药用，功能养阴止血。

鹿角菜[①]

味甘，性大寒。解面毒，丈夫不可久食，发痼疾，损腰肾经络血气，令人脚冷痹，少颜色。

【译】鹿角菜味甘性大寒，能解麦面之毒。男子不可长期吃，不然会引发久治不愈的老病。吃鹿角菜损伤腰肾经络血气，使人脚冷麻木，脸色不好。

龙须菜[②]

味甘，性寒。患冷气人勿食。

【译】龙须菜味甘性寒，患冷气病的人不可食用。

【评】龙须菜：自清代始，仅有百年栽培历史。其中也有野生品种，收藏家王世襄老先生讲曾在北京天坛公园内拾过芦菜而做菜。50年前我也曾在公园里见过野生芦笋。是高级宴会的好食材，可做"芦笋全蝎""蟹黄扒芦笋"。（佟长有）

石花菜[③]

味甘咸，性大寒滑。有寒积人食之令腹痛。多食弱阳，发下部虚寒。

【译】石花菜味甘咸，性大寒滑。有寒积病的人吃了会腹痛。吃多了会削弱人的阳气，引发下身虚寒之症。

【评】石花菜：又名海东菜，红藻的一种，通体透明犹

①鹿角菜：褐藻门，鹿角菜科。藻体二叉分枝，高6～7厘米。新鲜时呈橄榄黄色，干燥后黑色。生长于中潮带岩石上。
②龙须菜："石刁柏"的俗称，又称"芦笋"。百合科，多年生宿根草本植物。春季自地下茎上生嫩茎，经培土软化后，供食用。
③石花菜：红藻门、石花菜科。藻体深棕红色，羽状分枝，长于中潮或低潮带的岩石上。

如胶冻，口感爽利脆嫩，既可凉拌，也可提炼后作琼脂的主要原料。（佟长有）

紫菜

味甘咸，性寒。多食令人发气腹痛，有冷积者食之，令吐白沫，饮热醋少许可解。其中防小螺狮损人，须拣净用。凡海菜皆然。

【译】紫菜味甘咸，性寒。吃多了会引发肚子疼。有冷积病的人吃了，会口吐白沫，喝少许热醋可以化解。要防止紫菜中的小螺蛳会伤人，必须拣洗干净了再食用。凡是海菜，都要这样。

石莼①

味甘，性平。似紫菜而色青。凡海菜忌甘草。

【译】石莼味甘性平，像紫菜但颜色比紫菜青一些。凡是吃海菜，都不能吃甘草。

海带

味甘咸，性寒滑，不可与甘草同食。

【译】海带味甘咸，性寒滑，不能与甘草一起吃。

海苔

味甘咸，性寒，多食发疮疥，令人痿黄少血色。

【译】海苔味甘咸，性寒。吃多了能引发疮疥，使人萎弱，脸色发黄缺少血色。

---

①石莼：俗称"海白菜"。绿藻门，石莼科。藻体片状，生活于海带潮间带。可食用。

卷四　果类

李子

味甘酸，性微温。多食令人胪胀，发痰疟虚热。同蜜及雀肉、鸡肉、鸡子、鸭肉、鸭子食，损五脏。同浆水食，令霍乱。勿同麋、鹿、獐肉食。李味苦涩者不可食。不沉水者有毒，勿食。服术^①人忌之。妊妇服之，子生疮疥。

【译】李子味甘酸，性微温。吃多了会使人腹胀、发痰、发疟疾或引发虚热。与蜂蜜、雀肉、鸡肉、鸡蛋、鸭肉、鸭蛋一起吃，会损伤五脏。与浆水一起吃，会得霍乱病。不要与麋鹿、獐肉一起吃。如果李子味是苦涩的，更不能吃。放进水里沉不下的，就有毒，也不能吃。服术药的人忌吃李子。怀孕妇女吃了李子，会使小孩长疮疥。

【评】李子为我国本地产，许多国家的李子品种都是由中国带出去的，有一种产于美国的"布朗"据传也是中国传播过去的。李子最忌多食，民间俗话：李子树下抬死人。即指此。（佟长有）

杏子

味甘酸，性热。有小毒，不益人。生食多伤筋骨。多食昏神，令膈^②热生痰，动宿疾，发疮痈，落须眉。病目者食多令目盲。小儿多食成壅热，致疮疖。产妇尤宜忌之。杏仁：味甘苦，

---

①术（zhú）：草名，即"山蓟"，分白术、苍术等数种。
②膈：即"横膈膜"。人和动物分隔胸腔和腹腔的肌膜结构。膈的节律收缩除呼吸作用外，尚能促进血液循环和食物在肠胃中的运行。

性温。有小毒，两仁者杀人。花开六出^①，核必双仁。杏仁作汤白沫不解者食之令气壅身热。汤经宿者动冷气，能消犬肉、索粉积。双仁者误食或食杏仁多，致迷乱将死，急取杏根煎汤服可解。八旦杏仁^②味甘，性温，多食亦能动宿疾也。

【译】杏子味甘酸，性热，稍微有毒，对人身体没有好处。吃生的杏子损伤筋骨，吃多了会使人神志不清，还会膈热生痰，引起旧病复发，引发疮痛，使胡须眉毛脱落。患有眼病的人吃多了会引发失明。小孩子吃多了会由于气脉阻塞而发热，生出疮疖。孕妇尤其要禁食杏子。杏仁，味甘苦，性温，有微毒，一个杏核有两个杏仁的，吃了致人死命。杏花如果生出六个花瓣，它的核必然是双仁。用杏仁做汤，汤上白沫不能散开的，人喝了会气脉阻塞、身体发热。喝了过夜的杏仁汤会动冷气。杏仁汤可以消化狗肉，化开索粉积食。如果误吃了双仁杏仁或者吃杏仁过多，造成精神迷乱将要死亡的时候，赶快取来杏树根煮成汤服下，可以解毒。八旦杏仁味甘性温，吃多了也能引发旧病。

桃子

味甘酸，性温，微毒。多食损脾助热，令膨胀，发疮疖。同鳖肉食，患心痛。食桃浴水，令泄泻成淋及塞热病，能发

---

① 花开六出：开的花有六片花瓣。出，生出，这里指花瓣。
② 八旦杏仁：又名八担杏仁、巴旦杏仁、八达杏仁。杏仁皆苦，而八旦杏仁味甘。此物实非杏，因果形似杏，故名。

丹石毒。生桃尤损人，食之有损无益。五果列桃为下，服下人忌之。桃仁味甘苦，性平。双仁者有毒，宜去之。桃花勿用千叶①者，令人目黄鼻衄②不止。

【译】桃子味甘酸，性温，有微毒。桃子吃多了会损伤脾脏，助生内热，使人肿胀，引发疮疖。与鳖肉一起吃，会患心痛病。喝了洗桃的水，使人由泄肚成为淋病，还会引发塞热病，并引发丹石之毒。吃没有成熟的桃子对人尤其有害，吃了有害无益。在五种水果中把桃列为下等。服用术类药的人应忌吃桃。桃仁味甘苦，性平。核中有双仁的有毒，应该抛弃。桃花不要用花瓣多层的，会使人眼睛发黄，鼻子流血不止。

栗子

味甘咸，味温。生食则发气，蒸炒热食则壅气。风过者生熟咸宜。再经日晒作油灰气。同橄榄食，有梅花香。中扁者名栗楔③。栗作粉食，胜于菱芡，但饲小儿令齿不生。患风疾及水肿者并不宜食。小儿不可多食，生则难化，熟则滞气，膈热生虫，往往致病。勿同牛肉食。密取一栗咬破，蘸香油和众栗炒，俱不发爆。取苞中自裂出栗子，以润沙密藏，夏初尚如新也。如苞未树上自坠者不能久藏，且易腐。

①千叶：指花瓣重叠。
②衄（nù）：鼻子流血。
③楔：一般解为楔子或楔入。栗子中间扁的，如同楔子楔入。

【译】栗子味甘咸，性温。生着吃会发气病，蒸熟或炒熟吃会使气脉阻塞。风干的栗子生吃熟吃都可以。但经太阳晒干的会产生油灰气。与橄榄一起吃，有梅花的香味。栗子中间扁的那一颗，叫栗楔。栗子做成栗子粉吃，胜过菱角粉。但如果用栗子粉喂小孩，就会使小孩不长牙齿。患风疾和水肿的人，不适合吃栗子。小孩子不可以多吃，生的吃多了难以消化，熟的就使气脉不畅，引起膈热生虫等病症。不要与牛肉一起吃。悄悄地拿出一颗栗子咬破后，蘸上香油，再和许多栗子同炒，这样所有的栗子都不发爆。待栗包自己裂开之后，把栗子取出来，用温润的沙子藏好，第二年夏初还像新的一样。如果栗苞不是自己裂开而是从树上掉下来的，那就不能长久贮藏，而且容易腐烂。

枣子

味甘，生性热，熟性平。生食多令人热渴膨胀，动脏腑，损脾元，助湿热。患寒热胃弱羸瘦人不可食。同蜜食，损五脏。熟枣多食，令人齿黄生蠹。同葱食，令五脏不和。同诸鱼食，令腰腹痛。勿与鳖蟹同食。久食最损脾，助湿热，患齿病、疳病、虫蠹及中满者勿食。小儿食多生疳。枣叶微素，服之使人瘦久即呕吐。

【译】枣子味甘，生枣性热，熟枣性平。生枣吃得过多，会使人又热且渴，肚子膨胀，动摇脏腑、损伤脾脏和元气，助长湿热。患有寒热病，胃弱和瘦弱的人，都不可吃生枣。

如果与蜂蜜一起吃，会损害五脏。熟枣吃多了，会使人牙齿变黄并生虫牙。与葱一起吃，会使五脏失调；与各种鱼一起吃，使腰腹疼痛；不要与鳖蟹一起吃，时间长了会损伤脾脏，助长湿热。患牙病、疳积、虫牙和腹中胀满的人，不要吃枣子。小孩子吃多了会得疳积病。枣叶微毒，吃了使人瘦，时常吃会呕吐。

柿子

味甘，性寒。多食发痰。同酒食易醉，或心痛欲死。同蟹食，令腹痛作泻，或呕吐昏闷，惟木香①磨汁灌之可解。鹿心柿尤不可食，令寒中腹痛。干柿勿同鳖肉食——难消成积。凡红柿未熟者，以冷盐汤浸，可经年许，但藏盐者，微有毒。

【译】柿子味甘，性寒。吃多了会发痰。喝酒时吃柿子容易醉，有的还会心痛得要死。与螃蟹同食会使人腹痛泻肚，或者呕吐、昏沉憋闷。只有木香磨成的汁液灌下去才可以化解。鹿心柿子尤其不能吃，吃了会使内脏寒凉腹内疼痛。干柿子不能与鳖肉同食，因难以消化，容易在肚子里成为积病。凡是没有成熟的红柿子，用冷盐汤浸泡，可以放一年左右，但是用盐存贮的柿子稍微有毒性。

【评】柿子干制品是柿饼。北京有一道美食叫作"果子干儿"，它是由柿饼、大红袍杏干儿和鲜藕片合制而成。做法：以柿饼为主，加入大红袍杏干儿，洗净用水浸泡至软，

---

①木香：中药名。有云木香和青木香等。青木香即马兜铃的根。

最后加藕片，调出浓汁放少许糖桂花，口味酸甜、色如琥珀，再经冰镇更为爽口。《燕都小食品杂咏》有诗咏："杏干柿子饼镇坚冰，藕片切来又一层；劝尔多添三两碗，保君腹泻厕频登。"（佟长有）

梅子

味酸，性平。多食损齿伤筋，蚀脾胃，令人膈上痰热。服黄精①人忌之。不可与猪羊肉、麋、鹿、獐肉同食。食梅齿齼②者，嚼胡桃肉解之。梅子同韶粉食，不酸、不软牙。乌梅性温，忌猪肉。白梅与乌梅同功。暗香汤③：取半开梅花，溶蜡封花口，投水揉梅叶，洗蕉④葛⑤衣，经夏不脆。梅叶煎汤，洗霉衣即去，甚妙。

【译】梅子味酸，性平。吃多了会损害牙齿、伤害筋骨，腐蚀脾胃，使人膈上生痰、产生内热。服用黄精的人忌吃梅子。梅子不能与猪羊肉、麋、鹿、獐肉一起吃。吃梅子使牙齿酸软，嚼一些胡桃肉可以化解。梅子和韶粉同食，就不会发酸，也不会使牙齿发软。乌梅性温，忌与猪肉同食。白梅和乌梅

①黄精：中药名。百合科，多年生草本植物，地下具横生根状茎，肉质肥大。中医学上以根茎入药，味甘，性平，能补气润肺，治脾胃虚弱、肺虚咳嗽等病。

②齿齼（chǔ）：牙齿接触酸物那种酸楚感。

③暗香汤：即梅花汤。暗香，宋代诗人林逋有诗句"疏影横斜水清浅，暗香浮动月黄昏"描写梅花，故后以"暗香"代梅花。

④蕉：生麻。

⑤葛：丝织物的一类。用桑蚕丝作经，棉线或毛线作纬，织物表面起横棱效应，可以分素织和提花两种。

功能是相同的。暗香汤做法：取来半开的梅花，把蜡融化后封住花口，放入有蜂蜜的罐子里。每次取一二朵梅花，连同蜜一匙，泡在开水中服用。用清水揉搓梅花的叶子，用来洗涤蕉布和葛布衣服，一夏天也不会发脆。用梅花叶子煎汤，清洗有霉斑的衣服立刻就能去掉，很妙。

梨

味甘微酸，性寒，多食令人寒中，损脾萎，困金疮。乳妇产后血虚者勿食。生食多成冷痢。梨与萝卜相间收藏，或削梨蒂，种于萝卜上藏之，皆可经年不烂。今北人每于树上包裹，过冬乃摘，亦妙。

【译】梨味甘微酸，性寒。吃多了会使腹内寒凉，损害脾脏，使脾脏萎缩。有金疮的人吃了梨，金疮难以平复。喂奶的妇女和产后血虚的妇女，不要吃梨。吃生梨会得冷痢病。保存梨时，要把梨和萝卜隔开放，或者把梨蒂削去放在萝卜上面收藏，都可以一年放不坏。现在北方人经常是把树上的梨包裹起来，过了冬才摘，也很好。

木瓜①

味酸涩，性温。忌铁器。多食损齿伤骨。以铅霜或胡粉②涂之，则失酢③味，且无渣。木瓜树作桶濯足，甚益人。

---

①木瓜：植物名。蔷薇科，落叶乔木或小灌木。树皮常作片状剥落。果实秋季成熟，椭圆形，淡黄色，味酸涩，有香气。树供观赏，果实蒸熟或蜜饯后供食用。中医学上以果实入药，名"光皮木瓜"，性温，味酸温，功能舒筋、祛湿。
②胡粉：傅面或绘画用的铅粉。
③酢："醋"的本字。

【译】木瓜味酸涩，性温。不能接触铁器，吃多了会损伤牙齿、有害筋骨。用铅霜或胡粉涂在木瓜上，能去掉醋味，而且吃时没有渣子。用木瓜树材做木桶来洗脚，有益于人的身体。

榅桲①

味酸甘，性微温。形似木瓜而有毛，其气甚香。多食发热毒，涩血脉，聚胸膈痰。同车螯②食，发疝气。卧时生食，多令胃脘痁塞③。

【译】榅桲味甘酸，性微温。形状像木瓜而有毛，气味很香。吃多了会引发热毒，血脉不畅，气聚胸中膈膜生痰。与文蛤类同食，会引发疝气。躺卧时吃生榅桲，会使胃脘阻塞。

【评】据说榅桲是满语"酸酸甜甜"的音译，最早称温普或温朴，山楂的一种。宫廷用于做汤，甜酸适口，"榅桲拌菜心"是列入满汉席的一味凉菜，其中必用一种叫作"黄芽白"的白菜为原料。另有"榅桲拌梨丝"一道，味道更佳，只是"梨"与"离"同音，所以过年时多不用。（佟长有）

棠毬④

味酸甘，性微温。生食令人嘈烦易饥。脾胃弱者及齿䘌人勿食。

①榅（wēn）桲（bó）：蔷薇科，落叶灌木或小乔木。晚春或初夏开花，花白色或淡红色，果实秋季成熟，梨形或苹果形，黄色，味甘酸，性耐寒冷。原产中亚，我国西北多有栽培。果供生食，又供药用，治肠虚水泻等。

②螯：文蛤的一种，软体动物，其味鲜美。

③痁（diàn）塞：痁通"坫"。临近。即接近滞塞。

④棠毬：即山楂。

【译】棠球味酸甘，性微温。生吃使人心嘈烦闷容易饥饿。脾胃虚弱的人和龋齿的人不要吃。

柰子 ①

味苦甘酸涩，性寒，微毒。多食令人肺塞胪胀。凡病人食之尤甚。

【译】柰子味苦甘酸涩，性寒，微毒。吃多了会使人肺寒腹胀。凡是病人吃了柰子之后会病情加重。

苹果

味甘，性平。一名苹婆，比柰圆大，味更风美。

【译】苹果味甘性平，又叫"苹婆"。苹果比柰子圆而且大，味道更加甜美。

林檎

味甘酸，性温。俗名花红。多食令人百脉弱，发热生痰滞气，发疮疖，令人好唾。其子食之，令人心烦。林檎树生毛虫，埋蚕蛾于下，或以洗鱼水浇之即止。

【译】林檎味甘酸，性温，俗名叫"花红"、吃多了会使百脉都变得微弱，发热、生痰、气脉阻滞，还会引发疮疖，使人好吐唾沫。吃了林檎的籽粒，使人心烦。林檎树爱生毛虫，把蚕蛾埋在树下，或者用洗鱼水浇它，树就不生毛虫了。

石榴

味甘酸涩，性温。多食令人损肺，伤齿令黑，恋膈生痰。

---

①柰（nài）子：果名。《本草纲目·果部》"柰"，李时珍解释："柰与林檎，一类二种也。树实皆似林檎而大。"俗名"花红"，亦名"沙果"。

凡服食药物人忌之。

【译】石榴味甘酸涩，性温。吃多了会使肺部受损伤，还伤及牙齿，使牙齿变黑，留在膈膜上生痰。凡是服用各种药物的人，都不要吃石榴。

桔子

味甘酸，性温。多食恋膈生痰，滞肺气。同螃蟹食，令患软痈。同獭①肉食，令恶心。勿与槟榔②同食。桔皮干者名陈皮，味苦辛，性温。若多用久服，能损元气。桔瓤上筋最难化，小儿多食成积。松毛裹桔，留百日不干，绿豆亦可。忌近酒米，柑橙亦然。桔下埋鼠，则结实加倍。

【译】橘子味甘酸，性温。吃多了会留滞膈上生痰，阻滞肺气。与螃蟹同食，使人患软痈症；与獭肉同食，使人恶心。也不要与槟榔同食。橘子皮干了的叫陈皮，味苦辛，性温。如果多用久服，会损伤人的元气。橘瓤上的白筋，最难消化，小孩吃多了会成为积滞。用松树毛裹住桔子保存，留一百天也不会干；用绿豆保存也可以。最忌接近酒和米，柑子和橙子也如此。橘子树下埋死老鼠，橘加倍结橘子。

柑子

味甘，性寒。多食令脾寒成癖，及肺寒咳嗽生痰，发阴汗，

①獭：即"水獭"。哺乳纲，鼬科。半水栖兽类。头扁、耳小、腿短，趾间有蹼。毛短而软密，有光泽。毛皮贵重。獭肝可入药，治痨瘵。
②槟榔：棕榈科，常绿乔木。果长椭圆形，橙红色，花萼宿存，中果皮厚，内含一种子。花果均芳香，果供食用。

中华烹饪古籍经典藏书

098

令大肠泻痢。即用柑皮煎汤或饮盐汤可解。多食柑皮，令肺燥。

【译】柑子味甘，性寒。吃多了会使脾脏生寒，患饮水不消之症和肺寒、咳嗽生疾；还会出冷汗，使大肠泻痢，如果发生以上症状，立即用柑子皮煎汤饮用，或者饮用盐水，可以化解。柑子皮吃多了，会使肺燥热。

橙子

味甘，性寒。多食伤肝气，发虚热。同獱①肉食，发头旋恶心。橙皮，味苦辛，性温。宿酒未解，食之速醒。食多反动气。勿同槟榔食。

【译】橙子味甘，性寒。吃多了会损伤肝气，引发虚热。与小水獭肉一起吃，会头旋晕恶心。橙子皮味苦辛，性温。如果夜酒还未消解，吃点橙皮会很快清醒；但不能多吃，多吃反而动气。不要与槟榔同食。

香橼②

味辛酸，性温。揉蒜罨③其蒂上，则香更充溢。浸汁浣葛绤④，胜似酸浆⑤也。

---

①獱（bīn）：小水獭。
②香橼（yuán）：即"枸橼"，也叫"香圆"。芸香科，小乔木或大灌木。一年多次开花，花大，带紫色。果实卵形或长圆形，皮厚而有芳香，熟时柠檬黄色，不易剥离。和冬果熟，肉黄白色，液汁不多，味苦。枝间有刺，近水乃生。味不甚佳而清香袭人。
③罨（yǎn）：掩盖。
④葛绤：泛指一切纺织品。葛，丝织类；绤，苎麻织的粗布。
⑤酸浆：别称"挂金灯""红姑娘"。茄科，多年生或一年生草本植物。夏秋间开花，浆果藏在鲜艳的囊状花萼内。果实入药，有清热化痰的功用。

【译】香橼味辛酸，性温。把大蒜揉搓后盖在香橼的蒂上，香味更加充溢。用香橼汁来洗涤丝麻织品，比酸浆更好。

【评】此物东汉后称为枸橼，唐、宋后始如今称。北京菜中有一道素菜"香橼豆腐"：菇笋做馅心，先做好香橼形，包好后先炸再蒸，然后装盘、泼汁即可食用。（佟长有）

佛手柑[①]

味辛甘，性平。与香橼功用相同。

【译】佛手柑味辛甘，性平。与香橼的功能用途一样。

【评】《随园诗话·咏佛手》有云：白业堂前几树黄，摘来犹似带新霜；自从散得天花后，空手归来总是香。据传清末慈禧室中总有几盆佛手柑，作为闻香果，用以提神养性。（佟长有）

金柑[②]

味甘酸，性温。藏绿豆中，经时不变。

【译】金柑味甘酸，性温。保存在绿豆中，可以经一个季节不变质。

枇杷[③]

味甘酸，性平。多食动脾，发痰助湿。同面食及炙肉食，

---

①佛手柑：亦称佛手，芸香科，枸橼的变种。果实上部分裂如手掌指状。果肉几乎完全退化。香气浓郁，中医学上以果实和花入药。

②金柑：亦称"金桔"。芸香科，常绿灌木或小乔木。果实大似鹅蛋，秋末冬初始成熟。果肉味酸甜，除供生食外，多制成金桔饼。亦供药用。

③枇杷：蔷薇科，常绿小乔木。果球形或椭圆形，橙黄或淡黄色。果供生食外，可制罐头食品。中医学以叶入药。

发黄病，壅湿热气。

【译】枇杷味甘酸，性平。吃多了伤脾，发痰，助长内生的湿症。与面粉或烤肉同食，会引发黄病，并使内湿和热气的散发受到阻塞。

【评】可烹制成甜菜，"枇杷银耳汤""枇杷红枣饮"。（佟长有）

胡桃肉

味甘，衣濇，性温。多食生痰涎，动风气，脱眉发，令人恶心吐水。同酒食多，令咯血，动肾火。连衣食，敛肺气。不可合雉肉、野鸭同食。胡桃肉与铜钱共食，即成粉。食酸齿齼，细嚼桃肉即解。去衣法：凡胡桃一斤，用甘蔗节五、六段，和汤煮透，经一宿，次早略煮，取去壳，衣随脱。油胡桃有毒，伤人咽肺。

【译】胡桃肉味甘，衣涩，性温。吃多了会生出很多痰和唾涎，动风气，脱落眉毛和头发，令人恶心吐水。和酒一起吃多了，使人咯血引起肾上火。如果同内皮一起吃，可以收敛肺气。不能与野鸡肉、野鸭肉一起吃。把胡桃肉与铜钱一起吃下，铜钱就成为粉末。吃了酸东西，牙齿酸楚，细细咀嚼胡桃肉即可缓解。胡桃肉去掉薄衣的方法是：一斤胡桃，用五六段甘蔗节，和水一起煮透。过一夜，第二天早晨再稍煮一下，去掉外壳，薄衣随之脱落。油胡桃有毒，伤人咽喉和肺。

杨梅

味酸甘。多食发疮，助热生痰，损齿伤筋。有火病者勿食。忌与生葱同食。以柿漆拌核曝之，仁自裂出。

【译】杨梅味酸甘，性温。吃多了会引发疮疖，上火生痰，损伤牙齿伤害筋骨，上火的人不要吃。忌讳与葱一起吃。把柿漆和杨梅核相拌后日晒，梅仁就自动裂开出来。

【评】杨梅是我国常见的一种水果，一直被古今医学界视为"奇珍异宝"，它具有养胃健脾、排毒之功效。民间有用高度白酒加冰糖泡鲜杨梅制酒的习俗。（佟长有）

樱桃

味甘濇①，性热。多食令人呕吐，立发暗风，伤筋骨，败血气，助虚热。小儿食之过多，无不作热。有寒热病人不可食。宿有湿热病及喘嗽者，食之加剧，且有死者。过食太多，发肺痈肺萎。其叶同老鹅煮，易软熟。

【译】樱桃味甘涩，性热。吃多了使人呕吐，立刻发暗风，伤害筋骨，败坏血气，使人体虚生热。小孩子吃得过多没有不发热的。有寒热病的人不能吃樱桃。以前有过湿热病和哮喘咳嗽的人，吃了会病情加重，而且有因这个死亡的。樱桃吃得太多，会引发肺痈、肺萎等病。煮老鹅肉时加一点樱桃叶子，就容易软容易熟。

【评】樱桃泡酒可治风湿、关节麻木疼痛。（佟长有）

①濇：同"涩"。

银杏

味甘苦濇，性温。有小毒。即白果。生食引疳，熟食多令人胪胀，壅气动风。小儿食多昏霍，发惊引疳。同鳗鲡食，患软风。妊妇食之滑胎。银杏能醉人，食满及千者死。三棱者有毒。临炒时，密取一枚手握，炒不发爆。生捣能澣衣帛油腻。

【译】银杏味甘苦涩，性温。有小毒。也就是白果。生吃会引发疳积，吃熟的太多使人腹胀，气脉阻塞，动风气。小孩子吃太多会引起昏厥或霍乱，导致惊风和疳积。与鳗鲡同食，会得软风症。孕妇吃了会流产。银杏能够醉人，吃到一千颗的人，就会醉死。三棱形状的银杏有毒。要炒银杏时，暗地里取一个握在手里，炒锅里的银杏就不会爆裂。把生的银杏捣碎了，能洗掉衣服和各种织物上的油腻。

榛子①

味甘，性平。凡收藏榛松瓜仁类，以灯芯剪碎，和入罐肉，放燥处，不油。

【译】榛子味甘，性平。凡是收藏榛子、松子、瓜子之类的物品，把灯芯草剪碎，一起放到罐子里，搁在干燥地方，不会走油。

【评】北京宫廷菜"四大酱"，其中就有一道"炒榛

---

①榛子：榛树的果实。榛，落叶灌木或小乔木。早春先叶开花，雌雄同株。小坚果近球形。种子可食用和榨油。

子酱"。用料：肥瘦猪肉切丁，去皮榛子仁，白豆腐切丁。做法：锅上火，放底油，烧热放葱姜末，煸炒猪肉丁，变白后下京黄酱，烹入料酒、酱油、白糖和豆腐丁、白汤，稍打芡，最后下入提前炸好的榛子仁，翻炒均匀出锅。（佟长有）

松子

味甘，性温。多食生痰涎，发虚热。不可同胡羊肉^①食。凡松子细果将油者，摊竹纸焙之还好。

【译】松子味甘、性温。吃多了会生痰、多唾涎，引发虚热。不能与胡羊肉同食。凡是松子、细果要走油了，可摊在竹纸上用微火烘烤，就会还原到以前的味道。

【评】松子入菜比比皆是：松子双椒鸡丝、豌豆小炒。"松仁玉米"更是家喻户晓。（佟长有）

榧^②子

味甘涩，性热。同鹅肉食，患断节风，又令气上壅。反绿豆，能杀人。猪脂炒榧，黑皮自脱。同甘蔗食，其渣自软。榧煮素羹，味更聒^③美。多食引火入肺，大肠受伤也。

【译】榧子味甘涩，性热。与鹅肉一起吃，要患断节风，还会使人气向上壅。与绿豆相反，不能一起吃，否则能致人

---

①胡羊肉：北方的羊肉。胡，中国古代北方和西方的少数民族的泛称。

②榧：紫杉科，常绿乔木。种子核果状，广椭圆形。供食用，亦可榨油或入药。

③聒：疑为"甜"。

死命。同猪油炒榧子，它的黑皮自然脱落。与甘蔗一起吃，甘蔗渣子自然变软。用榧子煮做素羹，味道更加甜美。但吃多了会引火入肺，使大肠受伤。

荔枝

味甘，性热。多食发热，烦渴口干，衄血，鲜者尤甚，令即龈肿口痛，患火病及齿蟗人尤忌之。食荔多则醉，以壳浸水饮之即解。荔枝熟时，人未采，百虫不敢近；人才采动，乌乌[①]、蝙蝠、虫类无不伤残之也。故采荔枝者必日中众采。一日色变，二日味变，三日色味俱变。若麝香[②]触之，花实尽落也。以针刺荔壳数孔，蜜水浸瓷碗内，隔汤蒸透，肉满甘美。

【译】荔枝味甘，性热。吃多了会身体发热，烦燥口干，鼻子流血。吃鲜荔枝尤其厉害，能立刻就牙龈肿、口腔痛。患火病和有虫牙的人尤其要忌避它。吃多了会醉人，用荔枝外壳泡水喝了就解除了。荔枝成熟了的时候，人没采摘，所有的虫类都不敢接近；只要人开始采摘，小鸟、乌鸦、蝙蝠、虫类没有不来伤害它的。所以采摘荔枝必须白天大家一起采摘。荔枝放一日颜色会变，放二日味道会变，放三日色味就全变了。如果拿麝香接触荔枝树，花和果全都败落。用针在

①乌乌：小鸟，乌鸦。
②麝香：中药名。为雄性麝的肚脐和生殖器之间的腺囊的分泌物，干燥后呈颗粒状或块状，有特殊的香气，有苦味，可制香料或入药，是中枢神经的兴奋剂，外用能镇痛、消肿。

荔枝壳上扎几个孔，用蜜水浸泡在瓷碗里面，隔着水蒸透，荔枝的肉十分饱满，味道也特别甜美。

龙眼

味甘，性平。生者用沸汤瀹过，食不动脾。

【译】龙眼味甘性平。生龙眼用开水煮过之后，吃了不会影响脾胃。

【评】新鲜的桂圆是龙眼，干龙眼称桂圆。龙眼对女性尤其有帮助，它可以补血、安神，滋补养颜。（佟长有）

龙荔

味甘，性热。有小毒。如小荔枝，而肉味如龙眼。生食令人发癫，或见鬼物。

【译】龙荔味甘性热，有微小的毒。形状如小荔枝，而肉的味道却像龙眼。生吃龙荔使人发羊癫风，有的还能见到鬼物。

橄榄

味濇甘，性温。多食令气上壅，过白露摘食，不病疟。食橄榄去两头，其性热也。得盐不苦濇，同栗子食甚香。用锡盒收藏，以纸封固，置净地上，至五、六月不坏。橄榄树高难采，将熟时，以木钉钉之，或纳盐少许于根皮内，其实一夕自落。其枝节间有脂膏如桃胶，采取和皮叶煎汁，熬如黑饧，谓之榄糖，用粘船隙，牢如胶漆，著水益干。其木作舟楫拨著，鱼皆浮出，故橄榄能解一切鱼毒。

【译】橄榄味涩甘，性温。吃多了会使人气脉上阻塞。过了白露之后采摘来吃，就不会患疟疾。吃橄榄时要去掉两头，因为它性热，加一点盐吃就不苦涩了。与栗子同食味道很香。用锡盒装起来，再用纸密封牢固，放在干净的地上，可以放五六个月不会坏。橄榄树很高，难以采摘，将要成熟的时候，把木钉钉在树上，或者在树根、树皮里加进一点盐，它的果实一个晚上会自行脱落。橄榄树的枝节之间，有一种脂膏，像桃胶一样，采集起来和皮叶煎成汁，再熬成黑饧，称作"榄糖"。用它来粘船的缝隙，就像漆和胶一样牢固，浸上水就干了。用橄榄树材做的船和桨，船在水中行进时，只要碰到鱼，鱼就会浮出水面，所以橄榄树木能解一切鱼毒。

【评】也叫青果，北京年节时常以其做蜜饯，放各种果脯中，叫作"杂拌儿"。（佟长有）

梧桐子

味甘，性平。生食无益。多食生痰涎，动风气。

【译】梧桐子味甘，性平。生着吃对人体没有好处；吃多了会生痰和唾液，动风气。

槟榔

味苦辛濇，性温。头圆矮平者为榔，形尖紫文者为槟。槟力小，榔力大。勿经火。若熟使，不如不用。鸩[1]鸟多集

---

①鸩：传说中一种毒鸟，喜食蛇。羽毛紫绿色，放在酒中，能毒杀人。

槟榔树上，其外皮即大腹皮也，宜依法洗制方可用之。槟榔得扶留藤、瓦垄子[①]灰同咀嚼之，吐去红水一口，则柔滑甘美。多食则发热。勿同橙、桔食。

【译】槟榔味甘辛涩，性温。头圆又矮又平的叫榔，形状尖尖又有紫色花纹的叫槟。槟的功力小，榔的功力大。不能经受火的炽烤或烹煮。如果做成熟的使用，不如不用。鸠鸟多集聚在槟榔树上。槟榔果皮就是"大腹皮"，要按照一定的方法洗制才可以使用。槟榔如果与扶留藤、瓦垄子灰一起咀嚼，吐出一口红水，味道就很柔滑甘美。吃多了会身上发热。不要与橙子、橘子同食。

莲肉

味甘涩，性平。食莲子不去芯，令人作吐。多生食者，微动冷气胀人，患霍乱及大便闭燥者少食。荷梗塞穴，鼠自去，煎汤洗镴[②]垢自新。莲花及蕊须忌地黄、葱、蒜。花畏桐油。

【译】莲子肉味甘涩性平。吃莲子如果不去掉芯，会使人呕吐。吃生的过多，会使人有些动冷气，并感到腹胀。患霍乱病及大便闭燥的人要少吃。用荷梗堵塞老鼠洞，老鼠自己就会跑走。用荷梗熬的汤洗镴上的油垢，就会和新的一样。莲花和莲蕊必须禁忌地黄、葱和蒜。莲花怕桐油。

①瓦垄子：即瓦楞子，一名魁蛤、魁蚶。
②镴（là）：锡与铝的合金。可以焊接金属和做器具。

藕

味甘，性平。生食过多，亦令冷中。少和盐水食，益口齿。同油炸米面果食则无渣。忌铁器。

【译】藕味甘性平。生吃多了会使脾胃受寒。少加一点盐水吃，对口腔和牙齿都有益处。与油炸的米、面裹起来的食品一起吃，就没有一点渣子。藕最忌铁器。

菱

味甘，性平。生食多伤脏腑，损阳气，痿茎，生蛲虫。水果中最不治病。熟食多令腹滞气。腹胀，饮姜汁酒一二杯可解。或含吴茱萸①咽津亦妙。同蜂蜜食，生蝣②虫。小儿秋后食多，令脐下痛。花开背日，茨花开向日，故菱寒而茨暖。熟干性平，生则冷利。四角、三角为芰，两角为菱，功用相同。勿合犬肉食。

【译】菱味甘，性平。生吃多数会伤害脏腑，损伤人的阳气，可使男人阳痿，还会生蛲虫。水果中它是最不能治病的一种。吃熟菱角大多使人腹中滞气。如果滞气引发腹胀，饮一二杯姜汁酒可以解除。或者口含吴茱萸，咽下津液效果也很好。

①吴茱萸：中药名，一名"茱萸"。芸香科，落叶小乔木。夏季开花，花小型，绿白色，圆椎花序。果实紫红色，裂开。中医药上以未成熟的果实入药，性热，味苦辛，有小毒，功能温中止痛。治胃寒腹痛、呕吐、泄泻等病。
②蝣（yóu）虫：即"蜉蝣"，小至中型昆虫，体软弱，触角短形，刚毛状。翅半透明，前翅发达，后翅甚小，腹部末端有长尾须两条。成虫寿命较短，为数小时或一二日长的一周，一般朝生暮死。

与蜂蜜同食会产生蛔虫。小孩子在秋后吃得多了，会使肚脐以下部位疼痛。菱角花开的时候是背着太阳的，而芰花开的时候是向着太阳的，所以菱性寒而芰性暖。熟菱、干菱性平，生菱冷利。长四个角或三个角的叫芰，两个角的叫菱，功用是一样的。都不可与狗肉一起吃。

芡实

味甘，性平。生食过多，动风冷气，熟食过多，不益脾胃，兼难消化。小儿多食，令不长。芡实一斗用防风①四两，煎汤浸过，经久不坏。

【译】芡实味甘性平。生的吃太多了，会引起动风冷气；熟的吃太多了，对脾胃没有益处，很难消化。小孩吃多了，就不长高了。一斗芡实，用四两防风，煎成汤浸泡以后，放很久都不会坏。

茨菇②

味苦甘，性寒。多食发虚热及肠风痔漏，崩中带下，令冷气腹胀，生疮疖，发脚气，患瘫痪风，损齿失颜色，皮肉干燥。卒食之，使人干呕。孕妇忌食，能消胎气。小儿食多，令脐下痛。以生姜同煮可解毒。勿同吴茱萸食。

【译】茨菇味甘，性寒。吃多了会引发虚热、肠风、痔漏、

---

①防风：中药名。

②茨菇：即"慈姑"。多年生草本植物。八九间自叶腋生匐匐茎，钻入泥中，前端1～4节膨大成球茎，即慈姑，呈圆或长圆形，上有肥大顶芽，表面有几条环状节。以球茎顶芽繁殖。球茎作蔬菜，亦可制淀粉。

崩中带下等病症；还会使人患上冷气病，肚子膨胀、生出疮疖，引发脚气，得上瘫痪风，损伤牙齿，失去健康肤色，皮肉干燥。吃得急了，使人干呕。孕妇要禁忌吃它，它能消解胎气。小孩子吃多了，使肚脐以下部位疼痛。用生姜同煮，可以解毒。不要与吴茱萸同食。

荸荠 ①

味甘，性寒滑。即地栗。有冷气人不可食，令腹胀气满。小儿秋月食多，令脐下结痛。合铜嚼之，铜渐消也。勿同驴肉食，令筋急。

【译】荸荠味甘性寒。就是地栗。有冷气病的人不能吃，不然会腹胀气满。秋天如果小孩吃多了，肚脐下容易结块、疼痛。如果与铜一起嚼食，铜就渐渐消失了。不要与驴肉一起吃，不然会抽筋。

【评】荸荠皮薄肉嫩、水分充足、清甜无渣，按地区又分南荠与北荠。旧京荸荠以京西六郎庄出产的为最佳，是当时给皇宫的贡品。可做成糖葫芦，也可拔丝，还可做成荸荠粥、糕。（佟长有）

甜瓜

味甘，性寒滑。有小毒。多食发虚热、痼疾、黄疸，及

①荸荠：俗称"马蹄""地栗""乌芋"。莎草科，多年生水生草本植物。地下有匍匐茎，前端膨大为球茎。球茎为扁圆形，表面平滑，老熟后呈深栗色或枣红色，有环节3～5圈，并有短喙状顶芽及侧芽。以球茎繁殖，冬季采收。球茎作蔬菜或代水果，亦可制淀粉。

阴下湿痒生疮,动宿疾症癖,损阳气下痢,令人虚羸,手足乏力,惙惙①气弱。同油饼食,作泻。病后食之,成反胃。患脚气者食之难愈。食多解药力。夏月过食,深秋泻痢,最为难治。凡瓜有两鼻两蒂者杀人。五月瓜沉水者,食之患冷病,令终身不瘥。九月被霜者,食之冬病寒热。瓜性最寒,曝而食之尤冷。张华《博物志》云:人以冷水浸至膝,可顿啖瓜数十枚;渍至项,其啖转多,水皆作瓜气。未知果否?食瓜伤腹胀者,食盐花易消。或饮酒,或服麝香水可解。

【译】甜瓜味甘,性寒滑,有小毒。吃多了会引发虚热病、久治不愈的病、患上黄疸病,使阴部湿痒、生疮,还会引发旧病、腹内结块和饮水不消之病,并且损伤阳气,导致下痢,使人身体虚弱和四肢无力,神色忧郁,气脉衰弱。与油饼一起吃,泻肚子。病后吃,会反胃。患脚气的人吃了,很难痊愈。甜瓜吃很多,会使吃的药消解药力,夏天过多的吃,到深秋就会泻痢,最是难治。凡是甜瓜,长了两鼻两蒂的,能致人死命。五月间的甜瓜,放进水里能沉下去的,吃了会得冷病,而且终身不愈。九月间霜打了的甜瓜被吃了,到冬天会得寒热病。甜瓜性寒,晒了以后吃,其性尤冷。张华在《博物志》中说:用冷水浸到人的膝盖,可以一顿吃几十个瓜;浸到脖子,吃得更多。水里面都是瓜的气味。不知是不是真这样。吃甜瓜而患腹胀病的人,吃一点盐花就容易消除了。或者饮酒、服用麝香水,也可以解除掉。

①惙(chuò)惙:忧愁不安。

西瓜

味甘，性寒。胃弱者不可食。多食作吐痢，发寒疝[①]，成霍乱冷病。同油饼食，损脾气。食瓜后，食其子，不噫瓜气。以瓜划破曝日中，少顷食，即冷如冰。近糯米、粘酒气即易烂。猫踏之易沙。

【译】西瓜味甘性寒。胃虚弱的人不可以吃，吃多了会呕吐下泻，引发寒疝，以至转成霍乱冷病。与油饼一起吃，损伤脾的元气。吃西瓜之后，又吃西瓜子，瓜的气味不会呼出来。把瓜切开放在太阳下晒，过一会儿吃，就凉如冰水。西瓜接近糯米，粘上酒气，就容易烂。猫踩过的西瓜容易发沙。

葡萄

味甘酸，性微温。多食助热，令人卒烦闷昏目。甘草作钉针葡萄，立死。以麝香入树皮内，结葡萄尽作香气。其藤穿过枣树，则实味更美。葡萄架下不可饮酒，防虫屎伤人。

【译】葡萄味甘酸，性微温。吃多了使人发热，使人突然烦闷视力模糊。用甘草作钉子钉到葡萄树上，葡萄树立即就死了。用麝香注进葡萄树皮里，结出的葡萄都有香气。葡萄藤穿过枣树，则所结葡萄味道更美。在葡萄架下不可以喝酒，以防止虫子屎掉进酒里伤人。

甘蔗

味甘、性微寒。多食发虚热，动衄血。同酒过食发痰，

①寒疝：中医学病名。是以寒性腹痛为主症的一种疝气痛。常见的有绕脐腹痛，恶寒肢冷，筋脉拘急等。多由感受寒湿，寒凝气滞所致。

同榧子食则渣软。烧蔗渣烟最昏目，宜避之。

【译】甘蔗味甘，性微寒。吃多了会引发虚热，引起鼻子流血。喝过酒再吃会引起多痰。与榧子同食，甘蔗的渣子变软。燃烧甘蔗渣子散发的烟雾最能使视力受损，应该避开。

落花生

味甘，微苦，性平。形如香芋，小儿多食，滞气难消。近出一种落花生，诡①名长生果，味辛苦甘，性冷，形似豆荚，子如莲肉。同生黄瓜及鸭蛋食，往往杀人。多食令精寒阳痿。

【译】落花生味甘，微苦，性平。形状像香芋。小孩吃多了，滞气难以消化。近来出现一种落花生，谎称是长生果，味辛苦甘，性冷，形状像豆类，结的籽像莲肉。这种落花生与黄瓜及鸭蛋一起吃，往往致人死命。吃多了还会使人精气受寒而阳痿。

香芋

味甘淡，性平。多食泥膈②滞气。小儿及产妇尤宜少食。

【译】香芋味甘性平。吃多了会粘在膈膜上使人滞气。孩子和产妇尤其应该少吃。

甘露子③

味甘，性平。即草石蚕。不宜生食。多食令生寸白虫。

---

①诡：假、欺诈。

②泥膈：粘在膈膜上。

③甘露子：亦称"草石蚕""宝塔菜""螺丝菜"。唇形科，多年生草本植物。地下有匍匐枝，成熟时顶端膨大成螺旋状的肉质块茎。夏季开花。喜生长在湿润地或近水处。块茎可盐渍，酱制，供食用；浸酒内服，能祛风破血，全草可治肺炎等。

中华烹饪古籍经典藏书

114

与诸鱼同食令人吐。或以萝卜卤及盐菹^①水收之，则不黑，亦可酱渍蜜藏。

【译】甘露子味甘性平，就是草石蚕。不适于生吃。吃多了会生寸白虫。与各种鱼一起吃，使人呕吐。有的用腌萝卜的卤汁或腌菜水来贮存甘露子，就不会变黑。也可以用酱腌或用蜜浸来存放。

桑椹子

味甘酸，性微温。小儿多食令心痛。

【译】味道甜酸，性微微有点温。小孩子吃多了会心痛。

黄精

味甘微苦，性平。忌水萝卜。太阳之草名黄精，食之益人。太阴之草名钩吻^②，食之即死。勿同梅子食。

【译】黄精味甘，微苦，性平。忌与水萝卜一起吃。太阳之草名叫黄精，吃了对人有好处。太阴之草名叫钩吻，吃了立刻就中毒而死。黄精不能与梅子一起吃。

马槟榔

味甘苦，性大寒。又名马金囊。产妇忌食。女人多食，令子宫冷，绝孕。

【译】马槟榔味苦甘，性大寒。又叫马金囊。产妇不能吃。女人吃多了，会使子宫受冷而永不能受孕。

①菹（zū）：腌菜。
②钩吻：亦称"断肠草""大茶药""胡蔓藤"。马钱科，常绿缠绕灌木。夏开黄花，裂果膨大。种子有翅，根、茎、叶有剧毒，误食能致命，可作杀虫药剂。

椰子浆

味甘，性温。食之昏昏如醉。食其肉则不饥，饮其浆则增渴。

【译】椰子浆味甘，性温。喝了它昏昏然像醉了一样。吃椰子肉可以不饥饿，喝它的浆则更加口渴。

庵罗果

味甘，性温。俗名香盖，西洛①甚多。多食动风疾。凡时疾后，食饱后，俱不可食。同大蒜辛物食，令人患黄病。

【译】庵罗果味甘，性温，俗名叫香盖。西洛这个地方很多，吃多了会引发动风疾。凡是患季节性流行病以后，或者吃饱以后，都不可吃此果。与大蒜等辛辣食物同食，会患黄疸病。

诸果有毒

凡果未成核者，食之令人发痈疖及寒热。果落地，有恶虫缘过者，食之令人患九漏。果双仁者有毒杀人。瓜双蒂者，沉水者皆有毒杀人。凡果忽有异常者，根下必有毒蛇恶物，其气薰蒸所致，食之立杀人。

【译】凡是水果的核还没有长成的，吃了会使人引发痈疖和寒热病。果实从树上落地，有毒虫从上爬过的，吃了会使人患九漏之病。果子有两个果仁的有毒可以杀死人。有双

---

①西洛：即西洛镇，在山西寿阳县西南。镇以葡萄酒闻名。

蒂的瓜，放进水中就沉下去的，都有毒可以杀死人。凡是出现异常情况的水果，根下必有毒蛇或其他恶物，水果异常就是它们毒气薰蒸所致，吃了立刻会死。

解诸果之毒

烧猪骨灰为末，水服。

【译】把猪骨头烧成灰，研末，用水送服。

收藏青梅、枇杷、橄榄、橙、李、菱、瓜类

以腊水入些少铜青末，密封干净罐内，久留色不变。或用腊水入薄荷、明矾少许，将诸果各浸瓮内，久藏味佳，且不变色。

【译】收藏诸果的方法是：在腊月的雪水中加进少许铜青粉末。同水果一起密封到干净罐子里，保存很久但颜色不变。或者在腊月的雪水中加进少许薄荷、明矾，和各种水果分别浸泡到瓮里，可以存放很久而味道很好，且不变色。

卷五 味类

盐

味咸，性寒。多食伤肺发咳，令失色，损筋力。患水肿者、喘嗽者忌食。喜咸人必肤黑，血病无多食盐，多食则脉凝涩而变色。盐中多矾硝灰石之类杂秽，须水澄复煎乃佳。河东①天生者及晒成者无毒，其煎炼者不洁有毒。一种戎盐②，功用相同。凡饮食过多作胀，以盐擦牙，温水漱咽二三次即消。乌贼鱼骨③能淡盐。服甘遂④药者忌之。用盐擂椒⑤味佳。

【译】盐味咸，性寒。吃多了损伤肺脏引发咳嗽，使人失去血色还损伤筋骨。患有水肿病和哮喘咳嗽病的人，应该忌食盐。喜欢吃咸东西的人皮肤黑。血液有病，不要多食盐，如果吃得多，则会伤害心脏，引起血脉凝涩不通畅，使面色改变。盐里面掺杂有许多矾、硝、灰石之类，必须用水澄清再煎煮才好。河东一带天然形成的以及晒成的盐没有毒。那些虽经过熬炼但不干净的盐有毒。有一种戎盐，和一般的盐功用相同。凡是饮食过多肚子发胀的人，用盐擦擦牙齿，再温水漱咽二三次，就消化了。乌贼骨头能淡化盐，服用甘遂的人应忌盐。用盐调成椒盐味道更好。

---

①河东：古指黄河以东，今山西省。
②戎盐：西戎（在甘肃境内）地区所产的盐。
③乌贼鱼骨：乌贼即墨鱼，其骨亦称"海螵蛸"。
④甘遂：中药名，多年生草本植物，有毒，茎带紫红色，叶椭圆形，夏季开花，块根入药，为利尿剂。
⑤用盐擂椒：即所谓椒盐味。

豆油

味辛甘，性冷，微毒。多食困脾，发冷疾，滑骨髓。菜油功用相同。

【译】豆油味辛苦，性冷，微毒。吃多了会使脾脏虚弱，引发冷病，使骨骼湿气过重。菜油的功用与豆油相同。

麻油

味甘辛，性冷。多食滑肠胃，发冷疾。久食损人肌肉。生性冷，熟性热，可随时熬用。凡经宿者，食之动风。若过于煎熬者，性极热，勿用。

【译】麻油味甘辛，性冷。吃多了会使肠胃不适，引发冷病。长期吃损伤人的肌肉。生麻油性冷，熟麻油性热，可以随时熬用。凡隔了一夜的麻油，吃了会动风。如果过分煎熬的麻油，性极热，不要吃用。

黑沙糖

味甘，性温。多食令人心痛，生长虫，消肌肉，损齿发疳①。同鲫鱼食，生疳虫。同葵菜食，成流癖。同笋食，成瘕，令身重不能行。今人每用为调和，徒取其适口，而不知阴受其害也。

【译】黑砂糖味甘性温。吃多了使人心痛，腹内生长虫，损伤肌肉，损害牙齿，引发疳积。与鲫鱼同食，会生疳虫；

①疳：疳积。面黄肌瘦，肚子膨大，时发潮热，心烦口渴，精神委靡，尿如米泔，食欲减退或嗜食异食的病症。

与葵菜同食，会得饮水不消的病；与笋同食，使腹中成肿块，使身体沉重不能行走。现在的人常用黑砂糖作调味品，只因为它适合人的口味，而不知道暗中已受害了。

白沙糖

味甘，性寒。多食助熟，损齿生虫。轻白如粉者为糖霜，坚白如冰者为晶糖，性味相同。

【译】白砂糖味甘性寒。吃多了使人发热，损害牙齿并使牙齿生虫。又轻又白像粉末一样的是糖霜，又坚硬又白像冰块一样的是晶糖。它们的特性和味道是一样的。

蜂蜜

味甘，性微温。多食动脾。凡取蜜，夏冬为上，秋次之，春则易发酸。川蜜温，闽广性热，西南蜜凉，色白味甜。七月勿食生蜜，令人暴下霍乱。青赤酸者食之心烦。与李子、生葱、韭薤、莴苣同食，令人利下。勿同黍米食。食蜜饱后，不可食鲊，令人暴亡。多食发湿热病，生虫。小儿尤宜少食。凡蜜饯诸果用细辛①置于顶，不虫蛇。

【译】蜂蜜味甘，性微温。吃多了伤及脾脏。凡是收取蜂蜜，夏、冬两季最好，其次是秋季，春天取的容易发酸。四川产的蜂蜜性温，福建、两广所产性热，西南地带所产蜜

---

①细辛：中药名。多年生草本，有细长芳香的根状茎，花草生叶腋，贴近地面，常紫色，钟形。根有辛辣性，因名。我国约有二十五种，广布于南北各地。可入药，对牙痛、头痛有疗效。

性凉，而且颜色白，味甜。七月间不要吃生蜜，会使人猛烈地拉肚子，引起霍乱症。青色和红色的蜜，以及发酸的蜜，吃了让人心烦。与李子、生葱、韭菜、蕹菜、莴苣一起吃，会造成腹泄。也不能与黍米一起吃。吃过很多蜂蜜之后不可以再吃醋，否则会使人突然死亡。吃得多了引发湿热病、生虫牙，小孩子尤其要少吃。凡是蜂蜜腌制的各种水果，把细辛放在装蜜制果子的罐子的盖子上面，这样不会招来虫蛇。

薄荷

味辛，性凉。虚弱人久食，成消渴病。新病初愈食之，令虚汗不止。与鳖相反。猫食之醉。凡收薄荷者，须隔夜以粪水浇之，雨后乃可刈收，则性凉，不尔不凉也。

【译】薄荷味辛性凉。身体虚弱的人长时间吃，会患消渴病。新病刚刚痊愈的人吃了，会不停地出虚汗。与甲鱼性相反。猫吃了会醉。凡是收割薄荷的人，必须前一夜用粪水浇灌它，下雨之后才可以收割。这样才使薄荷性凉，不这样就不凉。

荜茇①

味辛，性热，能动脾肺之火，多食令人目昏。食料不宜用之。

【译】荜茇味辛，性热。能使脾、肺上火。吃多了使人眼睛看东西模糊不清，不适于作食物原料。

---

①荜（bì）茇（bá）：即"荜拔"。胡椒科。多年生藤本植物。花小，雌雄异株，穗状花序、浆果卵形。中医以干燥果穗入药，功能温中暖胃。

草豆蔻①

味辛涩，性温。多食能助脾热，伤肺损目。不如缩砂仁②、白豆蔻③之性气和也。

【译】草豆蔻味辛濇，性温。吃多了会使脾热，还损伤肺和眼。草豆蔻不如缩砂仁、白豆蔻性平气和。

红豆蔻

味辛，性温。多食令人舌粗，不思饮食，最能动火，伤目致衄。食料中不宜用之。

【译】红豆蔻味辛性温。吃多了会使人的舌头变粗，不想吃饭喝水，非常容易上火，损伤眼睛，导致流鼻血。不适合作食品原料。

食茱萸④

味辛苦，性大热。多食动脾火，发浮肿虚恚，发疮痔，有目疾、水证者忌食。勿同茨菇食。

【译】食茱萸味辛苦，性大热。吃多了会使脾脏上火，

---

①草豆蔻：亦称"草蔻"。姜科，多年生草本植物。外形似芭蕉，春夏开白花，有淡紫红斑点。果扁球形，有香味，熟时金黄色。生于山坡或山地林中。种子供药用，功能燥湿、祛寒、暖胃、健脾。

②缩（sū）砂仁：又名砂仁，是缩砂密的种仁。缩砂密，姜科，多年生草本植物。以种子入药。功能理气、醒脾、和胃。

③白豆蔻：又名多骨、壳蔻、白蔻。为姜科植物。白豆蔻的果实，味辛，性温。有行气、暖胃、消食、宽中功用，治气滞、食滞、胸闷、腹胀、吐逆、反胃等症。

④食茱萸：可供食用的茱萸，亦称"木党子""辣子"。芸香科。落叶乔木，有刺。夏季开花，花小型。果实红色，开裂。果实入药，有暖胃燥湿功效。果油味辛辣，可用于调味。

引发浮肿和虚火；还会形成疮疖和痔疮。眼睛有疾病、患有水症的人要忌食。不要与茨菇同食。

川椒①

味辛，性热。有毒，多食令人乏气伤血脉。凡有实热喘以嗽及暴赤火眼者勿食椒。五月食椒，损气伤心，令人多忘。闭口者杀人。中其毒者用凉水麻仁浆解之。川椒肉厚皮皱，其子光黑，如人子瞳；他椒子虽黑而无神，土椒子则无光矣。花椒性味相同，但力差薄耳。

【译】川椒味辛，性热。有毒，吃多了使人元气受伤、血脉受损。凡是有实热、哮喘、咳嗽和红眼火眼的病人，不可吃川椒。五月间吃川椒，会损伤人的元气和伤人心脏，让人容易忘事。闭口的川椒能致人死命。中了川椒的毒，用凉水麻仁浆可以消解。川椒肉厚皮皱，它的种子亮而且黑，像小孩的眸子。其他的椒子，虽也是黑的，却没有神。土椒子没有光泽。花椒的属性与味道是相同的，只是功力不如川椒就是了。

【评】川椒是花椒的一种。花椒在我国分布范围较广，各地均有栽培和食用。如：大红袍（狮子头）、大红椒、疙瘩椒、秦椒、凤椒等。再有如：华北的小红袍，山东、河北的白沙椒，山西、陕西的豆椒（白椒）。旧京宫廷及王府只用斋堂产的花椒，此椒色紫红，椒香味浓。"人怕上万、树

①川椒：四川产的花椒。

怕成片"——斋堂黄岭西村院中、道旁、山上、田间处处有花椒树,耐旱易活。采摘时节,人未进村,先嗅椒香,青椒泡菜、红椒调味。(佟长有)

胡椒

味辛,性大热。有毒,多食损肺,令人吐血助火,昏目发疮,有实火及热病人食之,动火伤气,阴受其害。病咽喉、口齿及肠红痔漏者忌之。妊妇食之,气助胎热,子生疮疥。

【译】胡椒味辛,性大热。有毒,吃多了损伤肺脏,会使人吐血和上火,眼睛昏暗不清,以至引发疮疖。有实火和患热病的人吃了,更加上火,伤元气,暗中受到伤害。患咽喉病、口腔病以及肠肛痔漏等病的人不能吃。孕妇吃了,助长胎热,生下的孩子会生疮疥。

【评】胡椒原产印度,我国以海南琼海县种植最早。厨行儿做菜酸辣口味均离不开它。如:烩乌鱼蛋、晃儿汤、醋椒活鱼、芫爆散丹等。(佟长有)

小茴香

味辛甘,性微温。力缓于大茴。有实火人宜少食之。其茎叶与子,性味相同。

【译】小茴香味辛甘,性微温。功力比大茴香缓和,有实火的人应该少吃。小茴香的茎、叶与果实,性味都一样。

莳萝 ①

味辛，性温。杀鱼肉毒。有实热者少食。其根有大毒，误食杀人。

【译】莳萝味辛性温。能除去鱼、肉的毒性。有实热症的人要少吃。莳萝的根有剧毒，误食会毒死人。

桂皮

味辛，性温。有实火者少食。忌生葱、石脂。

【译】桂皮味辛性温。有实火的人要少吃。忌讳生葱和石腊。

【评】又称肉桂、官桂、香桂等。一般用来作香料，卤或酱动物类食品常用，如：酱肘花、酱牛肉、卤煮小肠、苏造肉等。（佟长有）

茶

味苦而甘，茗性大寒，芥茶 ② 性微寒。久饮食令人瘦，去人脂，令人不睡。大渴及酒后饮茶，寒入肾经，令人腰脚膀胱冷痛，兼患水肿、挛痹诸疾。尤忌将盐点茶，或同咸味食，如引贼入肾。空心切不可饮。同榧食，令人身重。饮之宜热，冷饮聚痰，宜少勿多，不饮更妙。酒后多饮浓茶，令吐。食茶叶，

①莳（shí）萝：亦称"土茴香"。伞形科，多年生草本植物。叶数回羽状分裂，最终裂片狭长线形。夏季开花，花小、黄色。果实椭圆形，有广翅，可提取芳香油，亦可入药，有健脾、开胃、消食的作用。

②芥（jiè）茶：因产于浙江宜兴罗、解两山之间，故名。又因种植者罗姓，也称"罗茶"。

令发黄成癖。惟蒙茶①性温，六安②、湘潭茶稍平。松茗伤人为最。若杂入香物，令病透骨。况真茶既少，杂茶更多，民生日用，受其害者，岂可胜言。妇妪蹈其弊者更甚。服葳灵仙③、土茯苓者忌之。服史君子④者忌饮热茶，犯之即泻。茶子捣仁洗衣，去油腻。广南一种苦蕶⑤，性大寒，胃冷人勿食。

【译】茶味苦而甘，茗性大寒，荈茶性微寒。长久的喝会使人消瘦，去掉人体的脂肪，还会让人兴奋睡不着觉。特别口渴以及酒后喝茶，能使茶的寒气进入肾经，会使人腰、脚、膀胱发冷疼痛，而且还会患水肿、痉挛、手脚麻木等疾病。尤其不能用盐泡茶，或者和咸味食物一起吃，那就如同引贼入肾。空腹切不可饮茶。与榧不可同食，否则会增加人身体的重量。喝茶适宜喝热的，喝冷茶会聚痰，应该少喝，不要多喝，不喝更好。酒后浓茶喝多了，使人呕吐。吃茶叶会头发变黄，还会得饮水不消之症。只有蒙茶性温，六安、湘潭茶性稍平，松茗伤人最厉害。如果在茶里放进一些香料，会使所患之病渗透到骨头，何况真茶很少，杂茶很多，百姓日常饮用，受其伤害，哪里说得清呢！妇女老太太受害更加厉害。

①蒙茶：产于四川名山县西十五里。其间有五峰，最高者名"上清峰"。其颠一石，大如数间屋，有茶树七株生石上，相传为甘露大师手植，产量极少。为明代贡茶。
②六安：地名，在安徽西部，盛产茶叶，以"六安瓜片"著名，六安霍山茶，亦是贡茶。
③葳灵仙、土茯苓：中药名。
④史君子：中药名，亦称"使君子""留求子"。使君子科，落叶藤本。夏季开花，花芳香。果实狭椭圆形，有石棱角，入药，味甘，性温。能消积杀虫，治小儿疳积、虫病。
⑤苦蕶（chéng）：一种苦茶，即今之苦丁茶。

服用葳灵仙、土伏苓的人不能喝茶。服用史君子的人，不能喝热茶，违犯了这个禁忌就会泻肚子。把茶子仁捣碎洗衣服，可去油腻。广南有一种苦蓥茶，性大寒，胃冷的人不要喝。

酒类

酒类甚多，其味有甘、苦、酸、淡、辛、涩不一，其性皆热。有毒。多饮助火生痰，昏神软体，损筋骨，伤脾胃，耗肺气，夭人寿。饮冷酒同牛肉食，令人生虫。同乳饮，令人气结。同胡桃食，令咯血。酒醉卧黍穰[1]，食猪肉，患大风[2]。酒同芥食，及合辛辣等物，缓人筋骨。酒后饮茶，多伤肾聚痰，成水肿及挛痛，腰脚重坠，膀胱疝证，腹下冷痛，消渴痰饮。久饮过度，令人精薄无子。醉卧当风，成瘫风瘫痪。醉后浴冷水，成痛痹[3]。凡用酒服丹砂、雄黄等药，能引药毒入四肢滞血，化为痛疽。中一切砒蛊等毒，从酒得者不治。凡饮酒宜温，不宜热，宜少，不宜多。饮冷酒成手战。有火证目疾、失血、痰嗽、痔漏疮疥者，并宜忌之。饮酒者喜咸恶甘，勿同甜物食。枳椇、葛花、赤豆花、绿豆粉皆能醉酒解毒。酒浆照人无影及祭酒自耗者勿饮。酒酸以赤小豆一升，炒焦入罐内，可变好。

【译】酒的种类很多，味有甘、苦、酸、淡、辛、涩不一，都是热性的，有毒，喝多了会使人上火多痰，并使人神志昏迷，

---

①黍穰（ráng）：黍杆中白色柔软的部分。

②大风：病名，即麻风。

③痛痹：中医学病名，由风、寒、湿三气侵袭而致。

全身无力，损伤筋骨，伤害脾胃，消耗肺气，缩短人的寿命。喝冷酒吃牛肉，使人体内生虫。与奶一起喝，使人气郁结不散。与胡桃同食，使人咯血。酒醉之后躺在黍穰上，此时吃猪肉，使人患麻风病。酒与芥菜同食或与辛辣之物同食，使人筋骨无力。酒后喝茶过多，伤害肾脏、聚痰，并形成水肿，发生痉挛疼痛，腰和脚沉重下坠，患膀胱疝症、腹下冷痛、消渴病、痰饮病等症。长期喝酒过度，会使男人精液稀薄不能生育。喝醉了迎风而卧，会患癜风，以至瘫痪。醉后用冷水洗浴，使人关节疼痛麻木。凡是用酒送服丹砂、雄黄等药物的，能把药毒引入四肢，使四肢滞血，生成痈疽。中了砒霜和虫蛇之毒，如果是因为喝酒而得的，就没治了。凡是喝酒，适宜于喝温酒，不适于喝热酒，适于少喝，不适于多喝。喝冷酒会造成手颤抖。有火症和眼病、失血、痰多、咳嗽、痔漏、疥疮的人，都应该禁忌喝酒。喝酒的人喜欢咸的而不喜欢甜的，不要与甜食一起用。枳椇、葛花、赤豆花、绿豆粉，都能解醉酒之毒。如果用酒浆照人没有影子，祭祀用的酒自己减少了，这些酒都不能喝。酒变酸以后，用一升赤小豆，炒焦了放入酒罐里，可以变好。

烧酒

味甘辛，性大热。有毒。多饮败胃伤胆，溃髓弱筋，伤神损寿。有火证者忌之。同姜、蒜、犬肉食，令人生痔发痼疾。妊妇饮之，令子惊痫。过饮发烧者，以新汲冷水浸之，或浸发即醒。中其毒者，服盐冷水、绿豆可少解。或用大黑豆一升，煮汁一、二升，多饮服之，取吐便解。

【译】烧酒味甘辛，性大热，有毒。喝多了会败坏胃口，损伤胆，使骨髓溃烂、筋骨衰弱，伤害人的精神，减少人的寿命。有火症的人应忌烧酒。与生姜、大蒜、狗肉同食，使人生痔疮且引发旧有的顽症。孕妇喝了，会让所生幼儿患惊风和癫痫。由于喝酒过量而发烧的人，用新从井里打来的凉水浸泡，或者浸泡头发，当即可以清醒。中烧酒毒的，服用冷盐水，或食用绿豆粉，可以稍微缓解。或者大黑豆一升，煮成一二升豆汁，多喝一些，呕吐之后就消解了。

酒糟

味辛甘，性温。腊月者可久留。有火热病及喘嗽者勿食糟物。

【译】酒糟味辛甘，性温。腊月的酒糟可以长久地保存。有火病、热病和哮喘、咳嗽的人，不要吃用酒糟做的食物。

【评】这里说的酒糟不是江米酒（酒糟），是制白酒或黄酒剩下的曲（残渣），再加工成酒糟作出糟味很浓的菜。加工酒糟要用上好的黄酒、白糖、盐、桂花制成。加糟汁的菜有"糟熘鱼片""糟扒三白""糟烩两丁"等。南方福建一带有"红糟鸡""福建红糟鱼"。（佟长有）

醋

味酸甘苦，性微温。解鱼、肉、瓜、菜毒。米醋乃良。多食损筋骨，伤胃气，不益男子，损齿灭颜，能发毒。不可同诸药食。服茯苓、丹参、葶苈^①药者忌之。凡风寒、咳嗽及泻痢、脾病者勿食。

【译】醋味酸甘苦，性微温。能解鱼、肉、瓜、菜的毒性。米醋比较好。醋吃多了会损伤筋骨，损伤胃气，对男子没有好处，损坏牙齿，脸色难看，能引发毒素。醋不能和各种药物一起吃。服用茯苓、丹参、葶苈等药的人不能吃醋。凡是风寒、咳嗽和泻痢、脾脏有病的人，不能吃醋。

酱

味咸甘，性冷。杀鱼、肉、菜、蕈、百药毒，多食助湿发疮，发小儿无辜生痰动气。妊妇合雀肉食，令儿面黑。同葵藿食，能堕胎。麦酱同鲤鱼及鱼鲊食，生口疮。患肿胀、五疸、咳嗽者，勿食豆酱乃佳。患疮疥者食之，令瘢黑。服甘遂者忌之。

【译】酱味咸甘，性冷。能杀灭鱼、肉、菜、蕈和各种药物中的毒性，但多吃也会助长湿气、引发疮疖，致使小孩无故生痰动气。孕妇如果把酱与雀肉合起来吃，会使生下的孩子脸发黑。与葵藿一起吃，会导致流产。麦酱与鲤鱼及腌鱼一起吃，会使人生口疮。患肿胀病、五疸、咳嗽的人，不吃豆酱为好。患疮疥的人吃了，会使皮肤上长出黑色斑点。

---

①茯苓、丹参、葶（tíng）苈（lì）：中药名。

服用甘遂的人不可吃酱。

饴糖 ①

味甘，性温。多食生痰助火，动脾风，发湿热。患中满、吐逆、秘结、牙露、赤目、疳病者切忌食之。勿同猪心肺食。服半夏、菖蒲 ② 者忌之。

【译】饴糖味甘性温，吃多了会生痰上火，引动脾风，引发湿热病。患有腹内胀满、呕吐上逆、大便干燥秘结、牙齿生虫、红眼以及患疳积病的人，千万不要吃饴糖。不要和猪的心肺一起吃。服用半夏、菖蒲的人，也要忌讳吃饴糖。

豆腐

味甘咸，性寒。多食动气作泻，发肾邪及疮疥、头风病。夏月少食，恐人汗入内。凡伤豆腐及中毒者，食莱菔、杏仁可解。

【译】豆腐味甘咸，性寒。吃多了会使人动气泻肚子，引发肾邪以及疮疥、头风病。夏天要少吃，怕的是人汗水掉进豆腐里。凡是因吃豆腐健康受到影响和中毒的人，吃萝卜、杏仁可以解除。

粉皮、索粉 ③

俱味甘，性凉。脾胃虚弱者，多食难化，令腹痛泄泻。食杏仁即消。如近杏仁即烂不成索。

①饴糖：用麦芽为原料制成的糖。主要成分是麦芽糖、葡萄糖和糊精。
②半夏、菖蒲：中药名。
③索粉：即粉条、粉丝。

【译】粉皮、粉条都是味苦性凉的，脾胃虚弱的人，吃多了难以消化，会使人腹痛、泻肚。吃杏仁即可消除。而这些东西一接近杏仁，就烂得没有粉条的样子了。

乳酪

味甘酸，性寒。患脾痢者勿食。羊乳酪同鱼鲊食，成瘕。忌醋。不可合鲈鱼食。

【译】乳酪味甘酸，性寒。患脾病和痢疾的人不能吃乳酪。羊乳酪与腌鱼同食，使人腹内长肿块。不可与醋同食。也不能与鲈鱼一起吃。

酥油①

味甘，性微寒。患脾气虚寒者，宜少食之。

【译】酥油味甘，性微寒。患脾气虚寒的人，最好少吃。

乳饼

味甘，性微寒。多食动气滑肠。生痰、患泄泻者不宜食。

【译】乳饼味甘，性微寒。吃多了会动气滑肠。生痰患腹泻的人，不应该吃。

鱼鳔②

味甘咸，性平。脾胃虚者宜少食之。回鱼者③性寒，不益肾。

①酥油：从牛奶或羊奶中提出来的脂肪。把牛奶或羊奶煮沸，用勺搅动，冷却后凝在上面的一层就是酥油。
②鱼鳔（biào）：鱼腹内白色囊状器官。它的胀缩可以调节鱼身的升降。
③回鱼：即"鮰鱼"，也即"鮠鱼"，俗称"白吉"。长一米左右，前部平扁，后部侧扁。肉味鲜美，肉肥厚，为上等食用鱼类。《本草纲目·鳞部四》："北人呼鳠，南人呼鮠，并与鮰音相近，迩来通称鮰鱼，而鳠、鮠之名不彰矣。"

【译】鱼鳔味甘咸，性平。脾胃虚的人应该少吃。回鱼鳔性寒，对肾没有好处。

鱼脍

味甘，性温。同乳酪食，令霍乱。勿同诸瓜食。夜食不消成积。食后饮冷水生虫。疫病后食之，损脾成内疾。食生鲙，成瘕为怪病。过食不消者，用马鞭草汁和酒服可化。勿同猪肝食。

【译】鱼脍（鱼鲙）味甘，性温。与乳酪同食使人得霍乱病。不要与各种瓜同食。晚上吃了不消化，容易积食。吃了鱼鲙之后就喝冰水，使腹内生虫。患流行性传染病之后吃鱼鲙，损伤脾脏还造成身体内的疾病。吃生鱼鲙，使人得腹内结块的怪病。生鱼鲙吃得过量而不消化的人，用马鞭草汁与酒相混服用，可以消化。不要与猪肝同食。

鱼鲊①

味甘咸，性平。诸鱼皆可作鲊，多食难化，发疮疥，防杂发害人。生鲊损人，食之动脾胃病。同胡荽②、同葵菜、同豆藿、同麦酱、同绿豆、同蒜食，并令消渴及霍乱。无鳞鱼鲊尤不益人。

【译】鱼鲊之味甘咸，性平。各种鱼都可作成鲊。吃多了难消化，引发疮疥，要防止吃鱼鲊而乱发病害人。生鱼鲊

---

①鱼鲊（zhǎ）：以盐加米粉等腌制的鱼。
②胡荽：即"芫荽"。

有损人的健康，吃了会引起脾胃的疾病。鱼鲊与芫荽、葵菜、豆藿、麦酱、绿豆、大蒜同食，会引发消渴病和霍乱。无鳞鱼做的鱼鲊，尤其对人没有好处。

生姜

味辛甘，肉性温，皮性寒。生发散，熟温中。多食损心气，发目疾、五痔、失血。凡患疮疖人食之，长恶肉。妊妇多食生姜，助胎热，令子生疮疖，或生多指。多食辛辣，皆能损胎。夜不食姜，免耗真气。忌同猪肉、牛肉、马肉、兔肉食。秋姜宜少食，能泻气夭年。干姜久食令人目暗，妊妇食之，令胎内消。盖其性大热而辛散也。糟老姜入蝉蜕则无筋。

【译】生姜味辛甘，肉性温，皮性寒。生姜具有发散的功能，熟的能温暖脾胃。吃多了会损伤心气，引发眼病、五痔、失血等症。凡是患疮疖的人吃了生姜，会长恶性瘤子。孕妇吃生姜过多，会助长胎热，生下的孩子会生疮疖，或者生出多余的手指头。多吃辛辣的食品，都能损伤胎儿的健康。晚上不可吃姜，免得损耗真气。忌与猪肉、牛肉、马肉、兔肉同食。秋天的姜应少吃，能使人泻出真气并减少寿命。长期吃干姜，使人视力昏暗。孕妇吃了，会使胎儿消失。主要是因为干姜性太热，味又辛辣，而具有发散的功能。糟老姜加进一些蝉蜕，就没有筋了。

卷六 鱼类

鲤鱼

味甘,性平。其胁鳞一道,从头至尾,无大小,皆三十六鳞,阴极则阳复,故能发风动火。同犬肉、豆藿食,令消渴。同葵菜食害人。天行病①后,及下痢者,有宿症者,俱不可食。风病人食之,贻祸无穷。服天门冬、紫苏、龙骨、硃砂②人忌食。鲤脊上两筋及黑血有毒,溪涧生者毒在脑,山上水中生者不可食。炙鲤勿使烟人目,大损目光,三日内必验。鲤鱼子合猪肝食,能害人。勿同鸡肉、鸡子食。

【译】鲤鱼味甘性平。它有一道胁鳞,从头到尾不论大小,都是三十六鳞。"阴"到了极点又回到"阳",所以吃鲤鱼能引发风症上火。与狗肉、豆藿一起吃,会患消渴病。与葵菜同食,对身体有害。得过季节性传染病的人、泻痢的人和有旧病的人,都不可吃鲤鱼。有风病的人吃了鲤鱼,会留下无穷的祸患。服用天门冬、紫苏、龙骨、朱砂的人不能吃鲤鱼。鲤鱼脊背上有两条筋以及其中的黑血都有毒,在小溪里生长的鲤鱼,毒性在鱼脑里,在山上流出的水中生长的鲤鱼不能吃。烧鲤鱼时不要让烟进入眼睛,对视力大有损伤,三天之内必能应验。鲤鱼籽与猪肝放在一起吃,对身体有害。鲤鱼不能与鸡肉、鸡蛋一起吃。

【评】鲤鱼为吉祥鱼,古代传说黄河鲤鱼跳过龙门就会

---

① 天行病:古代指季节性传染病。因流行面广故谓"天行"。
② 天门冬、紫苏、龙骨、朱砂:中药名。

变化成龙。各地风味做鲤鱼菜都各有千秋，家常的"红烧鲤鱼"、四川的"干烧岩鲤"、河南的历史名菜"糖醋软熘鱼焙面"、山东的"酱汁鲤鱼"等。（佟长有）

鲫鱼

味甘，性温。同蒜食，助热。同砂糖食，生疳虫。同芥菜食，发浮肿。同鸡、雉、鹿、猴肉及猪肝食，生痈疽。服麦门冬[1]者食之害人。鲫鱼子忌同猪肝食。

【译】鲫鱼味甘，性温。与大蒜同食，会助长身体的热气；与砂糖同食，会生疳虫。与芥菜同食，引发浮肿。与鸡、野鸡、鹿肉、猴肉以及猪肝同食，会生痈疽。服用麦门冬的人吃了鲫鱼，对身体有害。鲫鱼子不能与猪肝同食。

【评】北京也叫"鲫瓜子"，健脾利湿、活血通络，尤其妇女食炖鲫鱼汤，可补虚通乳。北京过去以溧河产鲫鱼最好，"京酥鲫鱼""萝卜丝氽鲫鱼"实为名菜。（佟长有）

鳊鱼[2]

味甘，性温。患疳痢者勿食。

【译】鳊鱼味甘，性温。患有疳积病和痢疾的人不能吃。

鲥鱼[3]

味甘，性平。多食发痼疾及疮疥疳疾。

---

①麦门冬：中药名。

②鳊（biǎn）鱼：亦称"长春鳊""北京鳊"。体甚侧扁。略呈菱形，长达30厘米，重可达四斤，肉味鲜美。

③鲥（shí）鱼：体侧扁，长达70厘米，银白色。春夏之交，溯江产卵。肉味极鲜美，为名贵鱼类。

【译】鲥鱼味甘，性平。吃多了会引发久治难愈的病，以及疮疥和疳积病。

【评】鲥鱼是一种在海水中生活，却在长江口淡水产卵的特殊鱼种。清代乾隆赐宴刘墉、和坤，席上即有此鱼，为镇江飞马进贡。

鲥鱼吃法不去鱼鳞，洗净鱼身，码放火腿、冬菇、冬笋，清蒸为上乘。因鱼的鳞中营养非常丰富，鳞下富含脂肪，非常鲜美。早在汉代，人们就已经认识到它的美味。（佟长有）

鲈鱼

味甘，性平，有小毒。多食发疮肿，成痃癖①。勿同乳酪食。肝不可食，剥人面皮。中鲈鱼毒者多饮芦根汁可解。

【译】鲈鱼味甘性平，有微小的毒素。多吃会引发疮疥和浮肿，还可以造成腹部生癖块的病。不能与乳酪同食。鲈鱼肝不可吃，不然会使人面部脱皮。中了鲈鱼毒的人，多喝一些芦根汁液，即可解毒。

【评】分海鲈鱼和淡水鲈鱼。一般人喜食淡水鲈鱼，由于肉质鲜嫩，一般以清蒸为主。海鲈鱼体型较大，又分为白鲈和黑鲈，适合做"干烧海鲈""豆瓣酱烧鲈鱼""松鼠鱼"等菜肴。（佟长有）

鳜鱼

味甘，性平。鬐②刺凡十二，以应十二月，误梗害人，

①痃（xuán）癖：中医学病名。即横痃病，指腹中生癖块。
②鬐（qí）：指鱼脊。

以橄榄核磨水服之可解。

【译】鳜鱼味甘性平，脊背上有十二个刺，与十二个月相对应。不小心被刺扎了咽喉，可以把橄榄核磨碎与水服下，就可以缓解。

鲢鱼

味甘，性温。多食令人热中发渴，或发疮疥。

【译】鲢鱼味甘性温。吃多了使人身上发热、口渴，或者引发疮疥。

鲭鱼①

味甘，性平。作鲊与服石②人相反。勿与生胡荽、麦酱、豆藿、生葵菜同食。服术人忌之。

【译】鲭鱼味甘性平。作成腌鱼吃，会与服药的人吃的药相克。不要与生胡荽、麦酱、豆藿、生葵菜一起吃。服药物的人忌食鲭鱼。

白鱼

味甘，性平。多食热中生痰，泥人膈，发灸疮。同枣肉食，令患腰腹痛。经宿者勿食，令人腹冷。炙食亦少动气。患疮疥者勿食，能发脓。

【译】白鱼味甘，性平。吃多了会使身体发热生痰，缠

---

①鲭（qīng）鱼：即"鲐（tái）"，又称"油筒鱼""青花鱼"。体呈纺锤形，长达 60 厘米，尾柄细。产于沿海，供鲜食、腌制或制罐头。

②石：药石。

堵在膈膜上，引发灸疮。与枣肉同食，使人患腰痛腹痛。白鱼过了夜的不能吃，否则使人腹部有冰冷感。烤着吃也有一些稍微的动气。患疮疖的人不要吃，能使疮疖发脓。

回鱼

味甘，性平。多食动痼疾。同野猪、雉肉食，令人发癫。同鹿肉食，杀人。赤目赤须者忌食。

【译】鮰鱼味甘，性平。吃多了会引发久治不愈的旧病发作。与野猪、野鸡肉同食，会患上恶疾。与鹿肉同食，能致死人。红眼红须的回鱼，禁止食用。

【评】今称为鮰鱼，学名"长吻鮠"，上海叫"鮰老鼠"、贵州叫"习鱼"。制作方法可红烧、蒜烧等。（佟长有）

鮆鱼 ①

味甘，性温。多食助火动痰，发疮疾。

【译】刀鱼味甘，性温。吃多了使人上火多痰，易引发疮疖等病。

【评】又名刀鱼、鲚鱼，头长而狭薄，腹背似刀刃，产于太湖，可做汤。（佟长有）

鲨鱼 ②

味甘，性平。多食发疮疥。此鱼大者四五寸，小时即有子。

---

① 鮆（jì）鱼：鱼名。古称"鱼未""列鱼"或"鱼蔑"，即"鲚鱼"，俗称刀鱼。体侧扁，尾部延长，银白色。口大，端位、胸鳍上部具游离鳍条。其肉鲜美。

② 鲨鱼：此处指某些淡水中的小型鱼类，亦称"鮀""鲨鮀"。

忌甘草。

【译】鲨鱼味甘，性平。吃多了引发疮疥。这种鱼大的有四五寸长，小的时候腹内就有鱼子。鲨鱼忌与甘草同食。

鲦鱼[①]

味甘，性温。此鱼长仅数寸，形狭而扁，状如柳叶，性好群游。多食发痔疥丹毒。

【译】鲦鱼味甘，性温。这种鱼长仅仅数寸，形状像柳树叶子一样狭而扁。鲦鱼生性喜欢群游。吃多了会引发疮疥和丹毒。

鲙残鱼[②]

味甘鲜，性平。多食令人发疮疥及小儿赤游风。晒干者名银鱼。又一种鱵鱼[③]，形似鲙残，但喙上多生一鍼，功用相同。

【译】鲙残鱼味甘鲜，性平。吃多了会引发疮疥和幼儿的赤游风症。晒干后的鲙残鱼称为"银鱼"。另有一种鱵鱼，形状很像鲙残鱼，但是嘴上多生了一根针一样的东西。它们的功能作用是相同的。

---

①鲦（tiáo）鱼：鱼名。亦称"白鲦"。体长，侧扁，长达16厘米，银白色，腹面全有肉棱，杂食，产自我国淡水。

②鲙残鱼：即大银鱼。传说春秋时吴王行船于江上，宴饮食鱼鲙未尽，以其残者投弃江中，即成此鱼，因得名。

③鱵（zhēn）鱼：亦称"针鱼"。体细长，长达20厘米，淡蓝色，栖息于近海，有时也进入淡水。

鳙鱼①

味甘，性温。状似鲢而色黑，其头最大，俗呼花鲢。鲢之美在腹，鳙之美在头。其目旁有乙骨，食鱼去乙②是矣。多食动风热，发疮疥。

【译】鳙鱼味甘性温。外形像鲢鱼而颜色黑一些。它的头最大。平常也叫花鲢，鲢鱼最好的部分在腹部，而鳙鱼最好吃的部位在头部。鳙鱼眼睛旁边有一根乙骨，"食鱼去乙"就是指的这个部位。鳙鱼也不可多吃，多吃了引起风热，引发疮疥。

【评】又叫胖头鱼，一般吃法为"红烧头尾"或"剁椒鱼头""家常鱼头泡饼"，鱼肉可制成鱼丸子做汤菜。（佟长有）

鳟鱼③

味甘，性温。一名赤眼鱼。多食动风气，助湿热，发疮疥癣疥及痼疾。

【译】鳟鱼味甘性温。又叫赤眼鱼。吃多了会引发体内阴阳失调，助长湿热，还会引发疮疖、疥疮和难愈的旧病发作。

【评】又叫金鳟、虹鳟、湖鳟。品种较多，属低温水鱼类。

---

①鳙鱼：鱼名。也叫"鱼容""花鲢""胖头鱼"。体侧扁，较高。长达一米余，重达10余斤。头大，眼睛靠近头的下部。生活于淡水中。

②食鱼去乙：典出《礼记·内则》："鱼去乙"，郑玄注："乙，鱼体中害人者名也。今东海容鱼有骨名乙，在目旁，状如篆乙，食之鲠人，不可出。"

③鳟鱼：鱼名。体长，前部圆筒形，后部侧扁。长约30厘米。银灰色，眼上缘红色，每一鳞片后缘具一小黑斑。各地淡水都产，为常见的食用鱼。

可酱烧、红烧、烤等。（佟长有）

鲩鱼

味甘，性温。即草鱼。多食发诸疮及湿毒流气痰咳病。

【译】鲩鱼味甘，性温。就是草鱼。吃多了会引发各种疮毒及湿毒、流气和痰咳病。

石首鱼

味甘，性平。俗名黄鱼。曝干为白鲞[1]，食之能消瓜成水。又一种黄花鱼，形状相似，但色黑耳。

【译】石首鱼味甘，性平。俗名叫黄鱼。晒干之后成为白鲞，吃它能把吃下的瓜消化成水。又一种叫黄花鱼，形状与石首鱼相似，只是颜色黑一些而已。

【评】石首鱼是海鱼，因头部内左右有两块石头一样的硬物而得名。石首鱼是黄鱼的别名，又称黄花鱼，品种分为大黄花鱼和小黄花鱼，小黄花鱼不会长大而成大黄花鱼。大黄花鱼可做成"干烧""松鼠"和"菊花"等；小黄花鱼可做成"家炖""烩羹"等菜。（佟长有）

勒鱼[2]

味甘，性平。干者谓之勒鲞。甜瓜生者用勒鱼骨插蒂上，一夜便熟。石首鲞骨亦然。

---

①鲞（xiǎng）：干鱼、腊鱼。如白鲞、勒鲞。也泛指成片的腌腊食品。

②勒鱼：即鳓鱼。北主称"脍鱼""白鳞鱼"，南方称"曹白鱼""鲞鱼"。体侧扁，长约40厘米。口上位，背鳍位于腹鳍后上方。沿海地区产，为重要食用鱼类。

【译】鲥鱼味甘，性平。晒干叫作勒鲞。甜瓜还未成熟时，把勒鱼骨插到瓜蒂上，一夜就成熟了。石首鱼干的鱼骨也有这种功能。

鲳鱼 ①

味甘，性平和。生姜、粳米煮骨皆软。其子有毒，食之令人下痢。

【译】鲳鱼味甘，性平和。用生姜、粳米和它一起煮，骨头都会变软。它的鱼子有毒，吃了使人患痢疾。

【评】鲳鱼为海鱼，品种大约在 13 种以上。如：金鲳、银鲳、红鲳、花鲳、刀鲳、乌鲳等。（佟长有）

杜父鱼 ②

味甘，性平和。状似鲨而短，尾歧 ③ 头大口阔，身黄黑有斑，脊有刺。患疮疖者忌者。脊有细虫如发，宜去之。

【译】杜父鱼味甘，性温，形状像鲨但稍短，尾巴叉开，头特别大，口比较阔，身上黄黑色，有一些斑点，脊背上有刺。患疮疖的人不能吃。杜父鱼的脊背上有像头发一样细小的虫子，做鱼时要去掉。

---

①鲳鱼：鱼名。亦称"银鲳""镜鱼"。体侧扁而高，长达 40 厘米，银灰色，卵圆形。下颌铲形，边缘常具角质突起，刮藻类为饵，背鳍有硬刺，广布于南北江湖中。生长较快，产量大。
②杜父鱼：鱼纲，杜父鱼科鱼类的总称。体中长，前方稍平扁，后方侧扁。口宽大，牙细小。种类很多，主要分布于北方寒冷地区，淡水、近海和深海均产。
③尾歧：尾巴叉开。

鳢鱼 [1]

味甘，性寒。即黑鱼。有疮人不可食，令瘢白。食之无益，能发痼疾。

【译】鳢鱼味甘，性寒，就是黑鱼。有疮的人不能吃，否则身体会生出白色斑点。吃鳢鱼对身体没有益处，还能引发久治不愈的旧病。

【评】鳢鱼又名生鱼、才鱼。品种上又分乌鳢、斑鳢、甲鳢、点鳢等。是营养价值很高的淡水鱼，味道鲜美，但北方人称为"发物"，故有疮者不能吃。此鱼片成片后可做"糟熘鱼片"。（佟长有）

鳗鲡 [2] 鱼

味甘，性微温。有小毒。同白果食，患软风。多食动风。妊妇食之，令胎有疾。有重三、四斤者，昂头三寸游者、四目者、无鳃者、背有白点者、腹有黑斑者并有毒，食之杀人。尖头、剑背、黑色者有毒，食之无味。其骨烧烟熏蚊，令化为水。熏笥 [3] 及屋舍竹木，断蛀虫。置书笥衣箱，不生蠹。海鳗鲡性味相同，暖而不补。一种肉粗无油者有毒，勿食。干者名风鳗。

---

①鳢（lǐ）鱼：亦称"黑鱼""乌鳢"。体延长，亚圆筒形，长达50厘米以上。口大牙尖，性凶猛、肉食。为淡水养殖业害鱼之一。肉肥美，供食用。

②鳗鲡：简称"鳗"，又称"白鳝"。体长、圆筒形，长达60厘米，背侧灰褐色，下方白色。肉质细嫩，富含脂肪，为上等食用鱼类之一。

③笥（sì）：盛饭食或衣物的竹器。

【译】鳗鲡鱼味甘，性微温，稍有毒。与白果同食，会患软风病，多吃会引发体内阴阳失调。孕妇吃了，使胎儿患病。有些重达三四斤的、把头抬出水面三寸游动的、有四只眼睛的、没有腮的、背上有白点的、腹部有黑斑的，都有毒，吃了会致人死亡。有尖头、剑背、黑颜色的鳗鲡鱼也有毒，吃着没什么味道。烧它的骨头可以熏蚊子，使蚊子化成水。熏毡子和房屋、竹木，能断绝蛀虫。放到书箱衣柜里，不会生蠹虫。海鳗鲡鱼的性味和鳗鲡鱼相同，虽性暖却对人没有滋补作用。有一种肉粗没有油的，有毒，不可吃。晒干了的鳗鲡鱼名叫"风鳗"。

鳝鱼

味甘，性大温，即黄鳝。多食令人霍乱，发疮疾，动风气，损人寿。时行病后，食之复发。勿与犬肉犬血同食，妊妇食之，令子声哑。黑而大者有毒，食之杀人。畜水缸内，夜以灯照，通身浮水，面项下有白点，此乃蛇变者，急宜弃之。以蒜瓣投缸中，则群鱼单跳掷不已，亦物性相制也。煮鱼单忌桑柴火。食鱼单中毒，食蟹即解。

【译】鳝鱼味甘，性大温，就是黄鳝。吃多了会得霍乱病，引发疮疾、动风气，损害人的寿命。患流行性传染病痊愈之后，吃鳝鱼会复发。不要与狗肉狗血一起吃。孕妇吃了会使孩子声音沙哑。颜色黑、体型大的有毒，吃了会致人死亡。把鳝鱼养在水缸里，晚上用灯照着看，那种身子浮在水面，头和颈部下面有白点的，是蛇变的，要快扔掉它。把蒜瓣投入缸中，所有的鳝鱼都会跳跃不止。这也是事物的性质互相制约的表现。煮鳝鱼忌用桑柴火。吃鳝鱼中了毒，吃螃蟹可以解。

鳅鱼 ①

味甘，性平。即泥鳅鱼。同白犬血、肉食，和灯心煮鳅甚妙。忌桑柴煮。

【译】鳅鱼味甘，性平。就是泥鳅鱼。与白狗的肉、血同食很好，加进灯芯草煮泥鳅，非常好吃。忌用桑柴去煮。

【评】鳅鱼适合老年人和心血管病人食用。民间有"天上斑鸠，地上泥鳅"的说法。（佟长有）

鳣鱼 ②

味甘，性平。有小毒。即黄鱼，俗呼著甲鱼。多食生痰助热，发风动气，发疮疥。同荞麦面食，令人失音。作鲊食，令人难尅化。服荆药者忌之。

【译】鳣鱼味甘，性平，有小毒。就是黄鱼，俗称"著甲鱼"。吃多了会生痰、发热、引发体内阴阳失调，引发疮疥。与荞麦面同食，使人说话失音。作成腌鱼，让人吃了难以消化。服用荆芥药物的人忌食鳣鱼。

---

①鳅（qiū）鱼：即泥鳅鱼。"鳅"为"鰍"的异体字。
②鳣（zhān）鱼：鱼名。即"鳇"。大鱼，无鳞、肉黄。大的长有二三丈。

鲟鱼①

味甘，性平。即鲟鳇鱼，一名鲔鱼。多食动风气，发一切疮疥。久食令人心痛腰疼。同笋干食，发瘫痪，成咳嗽及瘵瘕②。能发诸药毒，服丹石人忌食。作鲊虽珍，亦不益人。

【译】鲟鱼味甘，性平。就是"鲟鳇鱼"，另名"鲔鱼"。吃多了会引发体内阴阳失调，引发一切疮疥发作，长久吃使人心痛、腰痛。与笋干同食，引发瘫痪，导致咳嗽，并长期不愈。还能引发各种药的药毒。服用丹石的人不能吃。把鲟鱼制成腌鱼，虽然珍贵，对人并没有好处。

鲇鱼③

味甘，性寒，有小毒。同牛肝食，患风噎涎④。同野猪肉食，令吐泻。同雉肉食，生痈疖。同鹿肉食，令筋甲缩。赤目、赤须、无鳃者并有毒，误食杀人。反荆芥。

【译】鲇鱼味甘，性寒，有微量毒素。与牛肝同食，会使人患风疾，并造成唾液倒逆呼吸困难的病症。与野猪肉同食，会上吐下泻，与野鸡肉同食，使人生痈疮，与鹿肉同食，使人筋骨指甲萎缩。红眼睛、红须子和无腮的鲇鱼都有毒，不小心吃了会致人死亡。鲇鱼和荆芥相克。

---

①鲟鱼：鱼名。背部黄灰色，口小而尖，背部腹部有大片硬鳞。生活在淡水中，有些入海越冬。肉鲜美，为珍贵食品。
②瘵瘕：咳嗽长期不愈。
③鲇（nián）鱼：鱼名。即"鲇鱼"，大口、大腹、无鳞、有齿、有胃、有须，身体表面多黏液。生活在流水中的鲇鱼为青白色；在不流动的水中的鲇鱼为青黄色。
④噎涎：唾液倒逆。

黄颡鱼

味甘，性平。微毒。一名鱼央，状似小鲇，身青黄色，颐下有二横骨，两须、有胃，作声轧轧。其胆春夏近上，秋冬近下。多食发疮疥，不益人。反荆芥，能害人。

【译】黄颡鱼味甘，性平，含有微量毒素。又叫"鱼央"，形状如小鲇鱼，身体青黄色，腮下有两根横骨，两根须，有胃，活动时发出"轧轧"的声音。它的胆春夏靠近上部，秋冬靠近下部。这种鱼吃多了会引发疮疥，对人没有好处。与荆芥性相反，误食能伤害人。

河豚

味甘，性温，有毒。海中者大毒。多食发风助湿动疾，有痼痰疮疡者不可食。与荆芥、菊花、桔梗、甘草、附子、附头相反。修治失法，误入烟炼，或沾灰尘，食之并能杀人。三月后即肉内生斑，不可食之。妊妇食之，令子赤游风。其血有毒，脂令舌麻，子令发胀，眼令目花。其肝及子有大毒，入口烂舌，入腹烂肠，无药可解。中其毒者以橄榄、芦根汁、粪清、甘蔗汁解之少效。或用鸭血灌下可解。服药人不可食之。赤目极肥大者、腰腹有红筋者，误食杀人，诸药不能解。厚生者宜远之勿食。又一种斑子鱼，形似小河豚，其性味有毒，与河豚相同。河豚鱼饱后不可再食。食此不可尽饱，宜防发胀耳。

【译】河豚味甘，性温，有毒。海里的河豚含有大量毒素。

吃多了会使人发风、助湿，引发疾病，所以有久治不愈的旧病、咳痰、疮疖、溃疡等病症的人，不能吃河豚。河豚与荆芥、菊花、桔梗、甘草、附子、乌头等药物药性相克，不能同时吃。如果收拾加工不得法，不小心掉进去烟煤，或沾上了灰尘，吃了之后都能使人致死。河豚生长三个月以后，就会肉内生斑，不能再吃了。孕妇吃了会使生下的孩子患赤游风。河豚的血液有毒，吃了令人舌头发麻，吃河豚的鱼子使人肚胀，吃河豚的眼使人眼睛发花。河豚的肝和鱼子都有大量毒素，吃到嘴里会烂舌头，吃到肚里烂肠子，没有药可以消解。中了河豚的毒，可以用橄榄、芦根汁、粪清、甘蔗汁来消解，但成效甚少。或把鸭血灌入口中，可以缓解。服用中药的人，不能吃河豚。红眼睛的河豚，非常肥大的河豚、腰部腹部有红筋的河豚都不能吃，不小心吃了会致人死亡，什么药都不能解。爱护生命重视养生的人应该离它远一些，不要吃它。还有一种斑子鱼，形状像小河豚，它的性味有毒，与河豚一样。吃饱了饭不能再吃河豚，吃河豚不可以太饱，要防止肚胀。

鳡鱼 [①]

味甘，性平。吞喝同类，池中有此，不能畜鱼。生疮疖者勿食。

【译】鳡鱼味甘，性平。这种鱼吞食同类。鱼池里有这种鱼，就不能再养其他的鱼了。患疮疖的人不要吃鳡鱼。

石斑鱼

生南方溪涧，长数寸，白鳞黑斑，浮游水面，闻人声，则划然深入。其子及肠有毒，误食令人吐泻，饮鱼尾草汁少许解之。

【译】石斑鱼生活在南方的溪涧之中，长有几寸，白色的鳞黑色的斑点，在水面浮游。听到人的声音，就迅猛地划向深水。石斑鱼的鱼子和肠子都有毒，不小心吃了使人上吐下泻。中毒了可饮少许鱼尾草汁来消解。

黄鲴鱼[①]

味甘，性温。此鱼阔不逾寸，长不迈尺。其油点灯，令人昏目。

【译】黄鲴鱼味甘，性温。这种鱼宽不超过一寸，长不到一尺。用它的油点灯，使人眼睛昏暗模糊。

【评】此鱼大多生活在淡水水域底层。南方人有谚语："麦子熟了，尾巴黄了。"四五月份小麦成熟季节，也是黄鲴鱼产卵进食的季节。吃黄鲴鱼要先炸后焖，加上紫苏、大葱、姜、蒜等。也可以酱焖、干炸、清蒸等多种做法。（佟长有）

---

①黄鲴（gù）鱼：鱼名。长约30厘米，银白带黄色，口小，下位，下颌铲形。刮藻类为饵。生长较快，产量大，为食用经济鱼类。

鳞鱼①

味甘，性平。俗名春鱼。春月闲从岩穴中随水流出，状似初化鱼苗，一斤千头。或云鲤鱼苗也。今宣城、泾县②于三月三日前后亦出小鱼。土人炙收、寄远③，或即此鱼。

【译】鳞鱼味甘，性平。俗名为"春鱼"。春天从岩穴中随水流出来，形状就像刚孵化出来的鱼苗，一斤就有上千条，有的说是鲤鱼苗。现在宣州泾县在三月三日前后三四天也出一种小鱼苗，当地人把这种鱼苗炙烤之后收藏起来寄给远方的亲友，大概就是此鱼。

金鱼

味甘咸，性平。味短，不宜食。止堪养玩。鱼唼橄榄渣、肥皂水、鸽粪即死。得白杨皮，不生虱。

【译】金鱼味甘咸，性平。这鱼味道太淡不适合食用，只能养着赏玩。金鱼吃了橄榄渣、肥皂水、鸽子粪，即刻死亡。如果有白杨皮相伴，就不生虱子。

比目鱼④

味甘，性平。多食动风气。有风湿病者勿食。

【译】比目鱼味甘，性平。吃多了会使人体内阴阳失调。

---

①鳞（yù）鱼：是鳀（tí）鱼的苗。

②宣城、泾县：今安徽宣州泾县。

③炙收、寄远：把鱼炙烤干了收藏起来寄给远方的人。

④比目鱼：鲽形目鱼类的总称。体侧扁，两眼都在右侧，右侧暗褐色，左侧白色，可供食用。

有风湿病的人不要吃。

【评】此鱼生活在海洋底部，食用时要撕去外皮，因外皮有时会带有沙粒。肉质鲜美。一般烹调以酱汁、葱辣，总之以烧为主。（佟长有）

鲹鱼[1]

味甘，性平。尾有两歧如鞭鞘。患痛疽者勿食。

【译】鲹鱼味甘，性平。尾部两个叉，就像鞭鞘一样，患痛疽的人不要吃这种鱼。

鲛鱼[2]

味甘，性平，即沙鱼。皮可饰刀剑。大者尾长数尺，能伤人。小者随母行，惊即从口入母腹中。虎沙[3]能咬人形，被暗伤人以红布系腰可免。忌甘草。

【译】鲛鱼味甘，性平，就是鲨鱼。它的皮可以做刀剑的装饰品。大鲨鱼仅尾巴就有几尺长，能伤害人。小鲨鱼随着母亲行进，受了惊吓就从母亲口腔进入母亲的腹中。虎鲨能咬伤人，被鲨鱼暗中咬伤的人，腰间系一块红布就可以避免了。忌与甘草同食。

---

①鲹（xiāo）鱼：鱼名。海鱼，腹似马鞭，尾有两歧似鞭鞘，故名。

②鲛（jiāo）鱼：鱼名。即海鲨鱼。肉食性，除供食用外，肝可制鱼肝油，鳍可制鱼翅，唇部干制成鱼唇等，都很名贵。

③虎沙：即虎鲨。体较粗，头近方形，吻宽短，口平横。背鳍具硬棘。有臀鳍，黄褐色，具暗褐色横纹多条，类虎，故名。栖息地接近海底层，食贝类、甲壳类。

乌贼鱼

味咸，性平。多食动风气。其墨亦可书字，但逾年则灭迹。其骨名海螵蛸①，文顺者是真，横者为假。能淡盐，投骨于井，水虫皆死。乌贼遇小满则形小也。

【译】乌贼鱼味咸，性平。吃多了使人体内阴阳失调。它的墨汁也可以写字，但过了一年墨迹会慢慢消失。乌贼骨叫作海螵蛸，纹路顺的是真的，纹路横斜的是假的。乌贼骨能使盐变淡。把乌贼骨投放到井里，井里的虫子都会死掉。乌贼到小满这一天，形体就变得小一些。

【评】俗称墨斗鱼或墨鱼。又名墨鱼蛋，称之为"蛋"，并非是蛋，而为雌性墨鱼产卵腺。为山珍海味中的"下八珍"。京菜和鲁菜都有乌鱼蛋的宴会菜，京菜为"烩乌鱼蛋鸽雏"，鲁菜为"贝丝烩乌鱼蛋"。（佟长有）

邵阳②鱼

味甘咸，性平，有小毒。状如盘及荷叶，无足无鳞，背青腹白，口在腹下，目在额上，尾长有节，蛰人甚毒。吴人腊之，食之无益。其尾候人尿处订之，令阴肿痛至死。拔去乃愈。被刺毒者以鱼箛竹及海獭皮解之。

【译】邵阳鱼味甘咸，性平，有微毒。形状像盘子和荷叶，

①海螵蛸：通称"乌鱼骨"，是乌贼外套膜内的舟状骨板，由石灰质和角质组成，是退化的贝壳。中医学上可用作止血、燥湿、收敛之药。
②邵阳：在湖南中部。

没有脚没有鳞，背部是青色的，腹部是白色的，口在肚子下面，眼睛在额头上面，尾巴很长，有节，螫人很凶恶。浙江一带的人把它做成腊鱼。人吃了没有益处。它的尾巴在人小便之处蜇咬，使人阴部疼痛难忍，如死去一般。拔去毒刺就好了。被它的毒刺刺伤的人，只有用鱼扈竹和海獭皮才能消解。

竹鱼

味甘，性平。出广南、桂林、湘江，状似鲭鱼而少骨刺，色青翠可爱，鳞间有朱点。多食发疮疾。

【译】竹鱼味甘，性平。这种鱼产自广南、桂林、湘江，形状像鲭鱼而骨刺要少一些。颜色青翠可爱，鱼鳞之间有红色的斑点。吃多了会引发疮疾。

鳖肉

味甘，性冷。同猪、兔、鸭肉食，损人。同芥子食，生恶疮。同苋菜食，令腹中成肉鳖、害人。不可同桃子、鸭子、鸡子食。《礼记》云：食鳖去丑。谓颈下有软骨如龟形，食之令人患水病。有冷气症瘕人不宜食之。凡鳖三足者、赤足者、独目者、头足不缩者、目四陷者、腹下有王字形者、腹有蛇纹者、目白者、山上生者名旱鳖，并有毒，食之杀人。夏天亦有蛇化者，食须慎之。妊妇食之，令子短项。薄荷煮鳖能害人。鳖无耳，以目为听，纯雌无雄，以蛇鼋[1]为匹，故烧鼋脂可以致鳖。

---

①鼋（yuán）：动物名。亦称"绿团鱼"，俗称"癞头鼋"。爬行纲，鳖科。吻突很短。背甲近圆形，散生小疣，暗像色。腹面白色。

遇蚊叮则死，得蚊煮则烂，熏蚊者又用鳖甲，物相报复如此。鼍^①一鸣而鳖伏，性相制也。池中有鳖，鱼不能飞。其胆味辛辣，破入汤中，可代椒而辟腥。其性畏葱及桑灰。甲无裙而头足不缩者名曰纳鳖，有毒，食之令人昏塞，以吴蓝^②煎汤服之立解。甲亦有毒。三足者名曰能鳖，有大毒，误食杀人。

【译】鳖肉味甘，性冷。与猪、兔、鸭肉同食，有损人的健康。与芥子同食会生恶疮。与苋菜同食，使人腹中生出像鳖样的肿块，有害于人。不能与桃子、鸭蛋、鸡蛋同食。《礼记》上说："吃鳖要去掉它身上的丑东西"，这是指鳖脖子下面那块像乌龟形状的软骨，吃了会患水肿病。有冷气病和腹腔内患有肿块病的人，不适宜吃鳖肉。只有三只脚的鳖，或红脚鳖，一只眼的鳖，头和眼睛缩不回壳里的鳖，眼睛四周凹陷的鳖，腹下有王字形的鳖，腹部有蛇纹的鳖，眼睛发白的鳖，在山上成长名叫"旱鳖"的鳖，全都有毒，吃了会致人死亡。夏天也有的是蛇变化的鳖，吃的时候要谨慎。孕妇吃了鳖肉，会使生下的孩子脖子短。薄荷煮鳖，对人有害。鳖没有耳朵，用眼睛听声音。鳖没有雄性只有雌性，以蛇和鼋作为配偶，所以烧鼋脂的时候可以招引鳖。鳖被蚊子叮了就死亡，煮鳖时有蚊子就可以煮烂；而熏蚊子又用鳖甲，事物之间互相克制就是如此。鼍叫一声，鳖就伏在地上不动，这是本性相制决定的。水池里有鳖，鱼就不能飞。鳖的胆味辛辣，弄破加

---

①鼍（tuó）：动物名。亦称"扬子鳄"，俗称"猪婆龙"。爬行纲，鼍科。为我国特产。
②吴蓝：吴地所产的蓝草。

在汤里，可以代替椒类作调料除去腥味。鳖的生性怕葱和桑灰。鳖的甲壳没有裙边，而且头和脚不能缩回壳里的，叫作"纳鳖"，有毒，吃了它的肉使人头昏鼻塞，用吴蓝煎汤服下可解毒。鳖甲也有毒性。三只脚的鳖名叫"能鳖"，含有大量毒素，不小心吃了，会中毒而死。

【评】鳖俗称团鱼、甲鱼、水鱼，北方称"王八"。我国吃鳖的历史可追溯到春秋时期，它自古被列为餐桌上的珍馐。吃法多以红烧、冰糖、清炖和清蒸为主。（佟长有）

龟肉

味酸，性温。此物神灵，不可轻杀。六甲日[1]、十二月俱不可食，损人神。同猪肉、菰米、瓜、苋食，害人神。龟板当心前一处，四处透明如琥珀色者佳。头方脚短，壳圆版白为阳，头尖脚长，壳长版黄为阴。其息以耳[2]，肠属于首，雌雄尾交，亦与蛇匹。龟老则神，年至八百，反大如钱。龟闻铁声则伏，蚊嘬[3]则死。香油抹眼，入水不沉。老桑煮之易烂。龟尿磨瓷器，能令软，磨油书石，能入数分。取龟尿以猪鬃或松叶刺其鼻即出。金钱绿毛龟置书笥辟蠹。呷蛇龟甲肉俱毒，不可食之。

【译】龟肉味酸，性温。这种动物很神灵，不可轻易宰杀。

---

①六甲日：即干支纪日里的甲戌日、甲申日、甲午日、甲辰日、甲寅日、甲子日。

②其息以耳：它用耳朵呼吸。

③嘬（zǎn）：叮、咬。

在六甲日和十二月份，都不可食用，会损伤人的精神。与猪肉、
苋米、瓜、苋同食，也伤害人的精神。龟板以在心前的一处、
四方透明像琥珀色的最好。头方脚短、壳圆板白的是雄性，
头尖脚长、壳长板黄的为雌性。龟是用耳朵呼吸的，肠子附
属于头部，雌雄用尾部交配，也和蛇交配。龟老了就显得很
神灵，能活到八百岁的龟，反而只有铜钱那么大。龟听到铁
的声音就伏下不动，被蚊子叮咬了就会死。用香油抹龟的眼
睛，放到水里不下沉。用老桑树煮龟容易烂。用龟尿磨瓷器，
能使瓷器变软。把龟尿滴到墨里在石头上书写，能使字迹入
石几分。用猪鬃或者松针刺激它的鼻子，就能使龟尿排出。
金钱绿毛龟放在书箱里可以除掉书虫。吃过蛇的龟和龟甲、
龟肉都有毒，不可食用。

鼋肉

味甘，性平，微毒。裂而悬之，一夜便觉垂长至地，闻
人声则收。肠属于首，以鳖为雌[①]。其脂磨铁则明。老能成魅，
非急弗食之。

【译】鼋肉味甘咸，性平，微毒。把它的头扯出来而悬
挂起来，一夜就能垂到地上，听到人的声音就收缩回去。它
的肠子附属于头部。与鳖交配。用它的油脂磨铁很亮。老了
能成为魅。除非不得已，否则不能吃它。

---

①以鳖为雌：雄性的鼋把鳖作为雌性并与之交配。

螃蟹

味甘咸，性寒，有小毒。多食动风发霍乱，风疾人不可食。妊妇食之损胎，令子头短及横生。不可同桔、枣、荆芥食。同柿食成冷积腹痛，服木香汁可解。未经霜蟹有毒。腹中有虫如小木鳖子而白者，不可食，大能发风。有独螯、独目、四足、六足、两目相向、腹下有毛、壳中有骨、头背有黑点、足斑、目赤者并有毒，不可食。中其毒汁，服冬瓜汁、豉汁、紫苏汁、蒜汁、芦根汁皆可解之。糟蟹罐上放皂荚半锭，可久留不坏。罐底入炭一块，不沙。见灯易沙，得椒易月直。白芷①则黄不散。得葱及五味子②同煮，则色不变。其黄能化漆为水。其螯烧烟可集鼠。蟛蜞③有毒，食多发吐痢。又有剑蟹之类，并有毒，不可食。雄者脐长，雌者脐圆。腹中之黄随月盈亏。流水生者色黄而腥，止水生者色绀而馨。

【译】螃蟹味甘咸，性寒，有小毒。吃多了会使人动风，引发霍乱，有风疾的人不可以吃。孕妇吃了会损害胎儿，使胎儿的头短并且横着生产。不能与橘子、枣、荆芥同食，会造成冷积腹痛，但服用木香汁可以消解。没有经过霜的螃蟹

---

①白芷：中药名。多年生草本植物。开白花，果实长椭圆形。根粗大，圆锥形，有香气，入药。有镇痛作用。

②五味子：中药名。落叶藤本植物。茎木质，叶卵形，花黄白色，有芳香。果实红色，入药。治神经衰弱、肝炎等病。

③蟛（péng）蜞（qí）：亦称"螃蜞""相手蟹"，头胸甲略呈方形，长近3厘米，螯足无毛，红色，步足有毛，穴居海边或江河泥岸。"蟛"亦作"蠄"。

有毒。腹中生有像小木鳖一样的白虫子的，不可吃，大的引发风疾。只有一只螯的，只有一只眼睛的，四只脚的，六只脚的，两只眼睛相对的，腹下有毛的，壳里有骨头的，头上和背上有黑点的，脚上有斑的，眼睛发红的，都有毒，不可以吃。如果中了它的毒，服用冬瓜汁、豆豉汁、紫苏汁、芦根汁，都可以解毒。糟蟹罐子上放皂荚半锭，糟蟹就可以久留不坏；罐底放入一块炭，蟹黄就不会发沙败坏。螃蟹见灯就容易变沙了，遇到辣椒就容易发黏腐败。如果把皂荚、蒜、韶粉放在一起，就不会发沙发黏。遇到白芷蟹黄就不会散开，和葱或五味子一起煮，颜色就不变。蟹黄能把漆化成水。把蟹螯烧着冒烟，可以引来老鼠。蛇蚗有毒，吃多了引发上吐下泻。还有剑蟹之类，都有毒，不能吃。雄蟹的脐长，雌蟹的脐圆。螃蟹腹中的黄，是随着月亮的盈亏而满和损的。在流水中生活的蟹色黄而有腥味，在不流动的水中生活的蟹色红而味馨香。

【评】分海蟹和淡水蟹，淡水蟹又分为江蟹、河蟹、湖蟹。中国蟹的种类约600多。因其含有高嘌呤，所以痛风患者应节制食用，感冒、肝炎、心血管疾病人群不宜食蟹。蟹为大寒，无论怎样烹制，都要配醋、姜为宜。（佟长有）

蚌肉

味甘咸，性冷。多食发风动气。马刀肉 [①] 有毒。

---

①马刀肉：蚌肉形似马刀者。

【译】蚌肉味甘咸，性冷。吃多了会引发风症动冷气。马刀形状的肉有毒。

蚬肉

味甘咸，性冷，微毒。多食发嗽及冷气，消肾。

【译】蚬肉味甘咸，性冷，微毒。吃多了会引发咳嗽和冷气、消肾等病。

蛤蜊

味咸，性冷。与丹石人相反。食之令腹结痛。以枇杷核同煮脱丁①。

【译】蛤蜊味咸，性冷。与服用丹石者性相反，如果吃了蛤蜊，会使人腹内结痛疼痛。蛤蜊与枇杷核一起煮，它的内丁即可脱落。

蛏肉

味甘，性温。天行病后，不可食之。

【译】蛏肉味甘，性温。在流行性传染病之后，不能吃蛏肉。

蚶肉

味甘，性微温。多食令人壅气。同饭食不口干。车渠②盖瓦垄③之，大者作杯，注酒满过，一分不溢。

---

①脱丁：指蛤蜊肌肉与外壳之间相联的圆柱形肉丁。
②车渠：蚶之一种。
③瓦垄：即"瓦楞子"，蚶。

【译】蚶肉味甘，性微温。吃多了使人气脉阻塞。和饭一起吃，口不干。车渠是瓦楞子当中个大的，用它的壳作杯子用，斟酒时满过一分，都不会外溢。

淡菜①

味甘，性温。多食令头目昏闷，得微利可已。久食脱人发。服丹石人食之，令肠结。烧食即苦，不宜人。以少米先煮熟后去毛，再入萝卜，或紫苏，或冬瓜同煮，尤佳。

【译】淡菜味甘，性温。吃多了使人头昏眼花，吃一点尝尝就可以了。吃的时间长了会使人头发脱落。服丹石的人吃了，使人肠阻塞。如果把淡菜烧着吃，味道很苦，不适合人吃。用少量的米和淡菜先煮熟，再去掉毛，然后再加进萝卜、紫苏或者冬瓜一起煮，味道尤为鲜美。

田螺

味甘，性大寒。其肉视月盈亏。有冷积人勿食。小者名螺蛳，性味相同。清明后，其中有虫，不可食用也。细长者名海蛳，味咸性寒，肉绿色。

【译】田螺味甘，性大寒。它的肉是随着月亮的盈亏而丰满和消损的。有冷积病的人不能吃。小的名叫"螺蛳"，性味与田螺相同。清明以后，田螺壳里会有寄生虫，不能再吃了。一种细长的名叫"海蛳"，味咸性寒，肉是绿色的。

---

①淡菜：贻贝的肉煮熟后晒干而成的干制食品，富有蛋白质，并含有糖原、维生素等。

鲎鱼 ①

味辛咸，性平，微毒。多食令咳嗽，发疮癣。其行雌常负雄，失雌，雄即不动。取必双得。其血碧色，尾有珠如粟。烧脂可以集鼠。蚊螫即死。小者名鬼鲎，食之害人。

【译】鲎鱼味辛咸，性平，微毒。吃多了会使人咳嗽，引发疮癣等皮肤病。它们走路时经常是雌的背着雄的；失去了雌的，雄的就不动。所以抓的时候必定得到两个。它的血是碧色的，尾部有像粟米大小的珠子。燃烧它的脂肪，可以聚集老鼠。被蚊子叮咬它就会死掉。小个的鲎鱼叫作"鬼鲎"，吃了对人有害。

海蛇 ②

味咸，性温，即海蜇。无口眼腹翅，块然一物，以虾为目，虾去则住。浸以石灰矾水则色白。

【译】海蛇味咸，性温，也叫"海蜇"。它没有嘴、眼睛、肚子和翅羽，就是一大块。它用虾做眼睛，虾走到哪儿它也走到哪儿。用石灰、白矾水浸泡，颜色就变白了。

---

①鲎（hòu）鱼：也称"东方鲎""中国鲎"，为节肢动物。体分头胸、腹及尾三部。头胸甲宽广，作半月形。腹面有六对附肢，腹甲较小，略呈六角形，两侧有若干锐棘，下片有六对片状游肢，后五对上面各有一对腮。尾呈剑状。分布于太平洋，我国浙江以南浅海中亦有生存。可供食用。

②海蛇（zhà）：即"海蜇"。腔肠动物门。全部隆起呈馒头状，直径达 50 厘米，大的可达一米。胶质坚硬，多为青蓝色。触手乳白色。口腔八枚，南北各海皆有，可供食用。捕获后用明矾和盐处理，除去水分，洗净后再用盐渍。伞部为"蜇皮"，口腕称"蜇头"。

中华烹饪古籍经典藏书

168

【评】蜇头可凉拌，如"香醋木耳拌蜇头"。蜇皮可做热菜，如"炒龙凤丝"，蜇皮配鸡丝清炒，味道鲜美。（佟长有）

虾肉

味甘咸，性温，有小毒。多食动风助火，发疮疾。有病人及患冷积者勿食。小儿食之，令脚软。鸡犬食之，亦令脚屈弱。生水田沟渠中者有毒。切勿以热饭盛密器内作鲊食，毒人至死。虾无须者，腹下通黑及煮熟色变白者，并有毒，不可食。勿与鹿、獐肉、猪肉、鸡肉同食。妊妇食之，令子难产。

【译】虾肉味甘咸，性温，有小毒。吃多了会动风、上火，引发疮疾。有病的人和患有冷积食病的人不要吃。小孩子吃了，会使腿脚发软；鸡和狗吃了，也会使它们腿脚弯曲无力。生活在水田、沟渠里的虾有毒。千万不要把虾和热饭一起盛在密封的器具之内。如果把虾腌制成腌虾，可以毒死人。虾没有须子的，腹下颜色通黑的、煮熟后颜色变白的，都有毒，不能吃。不要与鹿獐肉、猪肉、鸡肉同食。孕妇吃了，生子时会难产。

海虾

味甘咸，性平，有小毒。同猪肉食，令人多唾。闽中有五色虾长尺条，曝干为对虾，功用相同。

【译】海虾味甘咸，性平，有小毒。与猪肉同食，使人不断地流口水。福建有一种五色虾，有一尺多长，晒干了以后就成了对虾。功用与海虾一样。

【评】海虾种类较多，主要是基围虾、海麻虾、竹节虾、濑尿虾（北方叫皮皮虾）、琵琶虾、龙虾、对虾等。尤其对虾，又称大明虾，也叫双虾，为海产八珍之一。

北京菜中"油焖大虾"以及宫廷菜中"罗汉大虾""金钱虾饼"都是名菜。现代厨师又用大虾做成凤凰形象，放在熘鸡脯的盘上，经点缀后称为"百鸟朝凤"。（佟长有）

蛙

味甘，性寒。即田鸡。其骨热食之，令小便淋。妊妇食之，令子声哑寿夭。小蛙食多，令人尿闭，脐下酸痛，有至死者。擂车前水饮可解。正月出者名黄蛤，不可食。渔人多以蟾蜍去皮伪充，有毒，勿食。

【译】蛙味甘，性寒。就是田鸡。如果蛙的骨头热着吃，会使人小便淋漓不断。孕妇吃了，生下的孩子声音嘶哑，寿命短。小的蛙吃多了，使人尿路闭塞，肚脐下面酸痛，也有因此致死的。把车前草弄碎喝汁可以化解。正月长出来的叫黄蛤，不能吃。渔民多数是以蟾蜍去了皮冒充蛙，那是有毒的，不能吃。

海参

味甘咸，性寒滑。患泄泻痢下者勿食。

【译】海参味甘咸，性寒滑。患腹泻的人不要吃。

燕窝

味甘、性平。黄、黑、颓烂者有毒，勿食。

【译】燕窝味甘，性平。发黄发黑霉烂的都有毒，不能吃。

牡蛎^① 肉

味甘、性温。俗呼鲍鱼^②。海牡蛎可用。丈夫服之，令人无髭。

【译】牡蛎肉味甘，性温。俗称鲍鱼。海牡蛎可以吃，但男子吃了就会不长胡须。

鼍肉

味甘，性温，有小毒。食之发冷气痼疾。此物有灵，不可食之。其涎最毒。身具十二生肖，惟蛇肉在尾，最毒。

【译】鼍肉味甘，性温，有小毒。吃了会使人发冷气，引发久治不愈的旧病。这种动物有灵性，不可以吃。它的唾液最毒。它的身上有十二生肖各种动物的肉，只有蛇肉在尾巴上，而且毒性最大。

---

①牡蛎：简称"蚝"。壳形不规则，大而厚重。下壳较大较凹附着他物；上壳称小，掩覆如盖。无足及足丝。分布于热带和温带。味鲜美，生食、烹食均可，也可加工制成蚝豉、蚝油及罐头食品。中医学上用其入药。

②鲍鱼：为石决明肉，亦称"鳆鱼""大鲍"，壳坚厚，低扁而宽，呈耳状，螺旋部只留痕迹，占全壳极小部分。壳表面粗糙，里面现美丽的珍珠光泽，可入药用。鲍鱼肉为我国海产珍品，与牡蛎不同。

鲮鲤^①肉

味甘濇，性温，有毒。即穿山甲，其肉最动风。风疾人才食数胾。其疾一发，四肢顿废。

【译】鲮鲤肉味甘涩，性温，有毒。就是穿山甲，它的肉最动风气。有风疾的人只吃几块鲮鲤肉，他的病就会犯，四肢也立即残废。

蚺蛇^②肉

味甘，性温，有小毒。四月勿食。其脍着醋，能卷人筋。惟以芒草作筯乃可。

【译】蟒蛇肉味甘，性温，有小毒。四月间的不能吃。把蟒肉丝加醋吃，能使人的筋卷曲起来，只有用芒草作筷子才可以吃。

诸鱼有毒

鱼目有睫，目能开合，二目不同，逆顋、全顋、无顋、白鬐^③、脑白连珠、腹下丹字形、形状异常者并有毒，食之杀人。凡一切无鳞鱼皆有毒，宜少食之。妊妇食之，并难产育，令子多疾也。

---

①鲮鲤：哺乳科动物。也叫"穿山甲"。体和尾被有覆瓦状的角质鳞。体长为40～50厘米，尾扁而粗，体较为短。头小、吻尖、口、耳与眼都小，无齿，舌细长，能从口孔伸出舐取食物。四肢短，爪强壮锐利，用以搔地觅食或掘洞穴居。主食蚁类或白蚁。
②蚺（rǎn）蛇：即"蟒蛇"。
③白鬐：指鱼脊。

紫荆花入鱼羹中食之，杀人。

【译】以下这些鱼：眼睛有睫毛的、眼睛能开合的、两只眼睛不相同的、腮倒长的、全腮、无腮、鱼脊发白的、脑白像珍珠一样连在一起的、腹下有丹字形的，以及形状异常的，都有毒，吃了能毒死人。凡是一切无鳞的鱼都有毒，应该少吃。孕妇吃了有毒性的鱼，会造成难产和怀胎困难，使孩子多病。

紫荆花加到鱼羹里面，吃了会毒死人。

解诸鱼毒

黑豆汁、马鞭草汁、桔皮、大黄、芦根汁、朴硝汤饮之，皆可解。凡中鳅鱼单、虾、鳖、虾蟆毒，令脐下痛，小便秘，用豆豉一合，煎浓汁，频饮之可解。

【译】服用黑豆汁、马鞭草汁、橘皮、大黄、芦根汁、朴硝汤，都可以解鱼毒。凡中了泥鳅、鳝鱼、虾、鳖、虾蟆等物之毒的人，肚脐以下部位会疼痛，小便不畅，用一合豆豉煎成浓汁不断地饮用，可以解毒。

收藏银鱼、鳖鱼

收藏银鱼、鳖鱼，以干猪草一处，不变色味。藏白鲞，以干稻柴同包。凡洗鱼滴生油数点，则无涎。煮时下没药①少许，则不腥。

---

①没（mò）药：没药树的产物。没药树，橄榄科，小乔木，枝上有棘刺。夏季开白花。核果球形。由树皮渗出的树脂、油胶在空气中变为棕红色坚硬的圆块，称为"没药"，中医学上入药，性平味苦，功能活血化瘀，消肿止痛。主治痈疽肿痛、跌打损伤等症。

【译】收藏银鱼、鳖鱼的方法是：把它和干猪草放在一起，色和味都不会变。收藏白鲞，就把它和干稻草包在一起。凡是洗鱼，滴上几滴生油，就没有黏液。煮鱼之时，下一点没药，就不腥了。

卷七 禽类

鹅肉

味甘，性寒。苍鹅①性冷有毒。嫩鹅有毒，多食令人霍乱，发痼疾，生疮疥，患肿毒者勿食。火熏者尤毒，虚火咳嗽者勿食。鹅血味咸，微毒。鹅卵味甘，性温。多食鹅卵发痼疾。煮鹅下樱桃叶数片，易软。

【译】鹅肉味甘，性寒。苍鹅性冷有毒，嫩鹅亦有毒。吃多了使人患霍乱，引发旧病和生疮疥。患肿毒的人不能吃鹅肉。用火熏制的鹅毒性尤甚，患有虚火咳嗽病的人也不能吃。鹅血味咸，有微毒。鹅蛋味甘性温，吃多了也会引发旧病。煮鹅的时候，放几片樱桃叶子，肉就容易软了。

【评】鹅肉是理想的高蛋白、低脂肪、低胆固醇的健康食品。忌与鸭梨、鸡蛋、柿子同食。最好做汤，与冬瓜、白萝卜相配更佳。（佟长有）

鸭肉

味甘，性寒。黑鸭有毒，滑中发冷利，患脚气人忌食之。新鸭有毒，以其多食蚯蚓等有毒虫也。目白者杀人。肠风下血人不可食鸭。鸭血味咸，性冷，解诸药毒。鸭卵味甘咸，性微寒，多食发冷气，令人气短背闷。妊妇多食，令子失音，且生虫。小儿多食，令脚软。患疮毒人食之，令恶肉突出。不可合鳖肉、李子食，害人。合桑椹食，令妊妇生子不顺。过食鸭肉所伤成瘕者，以糯米泔温服一二盏，渐消。

①苍鹅：灰白色的鹅。

【译】鸭肉味甘，性寒。黑鸭子有毒，能使人肠滑泻肚、发冷痢，患有脚气的人忌食鸭肉。新鸭子有毒，因为它多吃蚯蚓等有毒虫子的原故。白色眼睛的鸭子吃了会毒死人。有肠风、下血的人不能吃鸭子。鸭血味咸性冷，能解各种药物之毒。鸭蛋味道甘咸，性微寒，吃多了会发冷气，使人气短背闷。孕妇吃多了，生下孩子会失音而且生虫子。小孩子吃多了，脚发软。患疮毒的人吃了，会使毒瘤突出。不能与鳖肉、李子同食，有害于人体。与桑椹同食，使孕妇生产不顺利。鸭肉吃得过多受到伤害使腹中结硬块的人，服用一二杯糯米泔水，结块会渐渐消掉。

鸡肉

味甘酸，性微温。善发风助肝火。同葫、蒜、芥、李及兔、犬肝、犬肾食，并令人泻痢。同鱼汁食，成心瘕。同鲤鱼、鲫鱼、虾子食，成痈疖。同獭肉食，成遁尸病①。同生葱食，成虫痔。同糯米食，生蛲虫②。小儿食多，腹内生虫，五岁以下忌食。四月勿食抱鸡③肉，令人作痈成漏。男女虚乏有风病人食之，无不立发。勿同野鸡、鳖肉食。黄雌鸡患骨蒸热④者勿食。鸡有五色者、元鸡白首者、六指者、四距者、鸡死足不伸者、阉鸡能啼者并有毒，食之害人。老鸡头有毒，勿食。鸡肝味

①遁尸病：旧时迷信说法，病人死后，尸体仍然行走，称"遁尸病"。

②蛲（qiú）虫：指"蝤蛴"，即天牛的幼虫，色白身长。

③抱鸡：指孵化小鸡的母鸡。

④骨蒸热：中医学病名。指午后定时轻度发烧盗汗症状，常见于肺结核患者。

甘苦，性温。微毒。《内则》云：食鸡去肝。为不利人。鸡卵味甘，性平，微寒。多食令人腹中有声，动风气。同葱蒜食，令气短。同韭食，成风痛。同鳖肉食，损人。同獭肉食，成遁尸病。同兔肉食，成泻痢。妊妇多食，令子失音。以鸡子鲤鱼同食，令儿生疳。同糯米食，令儿生寸白虫。同鱼脍、同干姜食，令儿生疳，发疮疥。小儿患痘疹者，不惟忌食，禁嗅其煎食之气，恐生翳膜也。醋能解蛋毒。过食蛋伤，紫苏子能消。人踏抱出鸡子壳，令生白癜风。

【译】鸡肉味甘酸，性微温。人吃了容易引发风气，助长肝火。与葫芦、蒜、芥菜、李子同食以及兔、犬肝、犬肾同食，都能使人泻肚、拉痢疾。与鱼汁同食，会形成心脏结块。与鲤鱼、鲫鱼、虾子同食，使人瘫痪，患上疮疖。与獭肉同食，会得遁尸病。与生葱同食，会腹内生虫肛门生痔。与糯米同食会生蛔虫。小孩子吃多了，腹内会生虫，五岁以下儿童不能吃。四月间，不要吃孵过鸡的母鸡肉，不然会患痈疽，导致痔漏。无论男女身体虚乏的、有风病的，吃了鸡肉，没有不立即发病的。不要与野鸡、鳖肉同食。患有骨蒸病、热病的人，不能吃黄色的母鸡。鸡有五种颜色的，黑鸡白头的，有六指的，四距的，死了之后腿伸不直的，阉了之后还能打鸣的，都有毒，吃了有害于人。老鸡的头有毒，不能吃。鸡肝味甘苦，性温，稍有毒性，《内则》上说："吃鸡要去掉肝。"因为对人的健康不利。鸡蛋味甘性平，微寒。吃多了使人腹中有声响，动风气。与葱、蒜同食，使人气短；与韭菜同食，造成风痛。与鳖肉同食，有损人的身体。与獭肉同食，会得遁尸病。与兔肉同食，会泻肚闹痢疾。孕妇吃多了，生的孩子会失音。孕妇如果把鸡蛋与鲤鱼同食，会使孩子患疮疖。和糯米同食，使孩子生寸白虫。与鱼脍、干姜同食，使孩子生疳积，引发疮疥。小孩子患了痘疹，不仅要忌食鸡蛋，还不能闻鸡蛋的气味，恐怕孩子眼睛会生翳膜。醋能解鸡蛋的毒。吃鸡蛋过多伤身，紫苏子能消解。人如果踏了已孵出小鸡的蛋壳，会患白癜风。

【评】我国鸡种类繁多，品种达到几百种，常吃的有肉鸡、芦花、三黄、山鸡、油鸡、宫廷鸡、乌鸡、柴鸡、澳洲黑等。适合红烧、黄焖、香酥和盐焗等做法。（佟长有）

野鸭

味甘，性凉。不可同胡桃、木耳、豆豉食。

【译】野鸭味甘，性凉。不能与胡桃、木耳、豆豉一起吃。

野鸡

味酸甘，性微寒。春夏有小毒。患痢人不可食。久食令人瘦，发五痔诸疮疥。同荞麦面食，生肥虫。同菌蕈木耳食，发五痔，立下血。同胡桃食，发头风眩晕及心痛，损多益少，不可常食。卵同葱食，生寸白虫。同家鸡食，成遁尸病。自死爪甲不伸者，食之杀人。不可与鹿肉、猪肝、鲫鱼、鲇鱼、回鱼同食。

【译】野鸡味酸甘，性微寒。春季和夏季稍有些毒性，患痢疾的人不可吃。长期吃野鸡使人消瘦，引发五痔和各种疮疥。与荞麦面同食，会生长肥虫。与香菇、木耳一起吃，会引发五痔，并立即得下血症。与胡桃同食，引发头风、眩晕和心痛病，对人损伤多，益处少，不可常吃。野鸡蛋与葱同食，会生寸白虫。与家鸡肉同食，会成遁尸病。死了而爪甲不能伸开的野鸡，吃了会毒死人。野鸡不能与鹿肉、猪肝、鲫鱼、鲇鱼、鮰鱼同食。

鹌鹑肉

味甘咸，性平。食多减一切药力。其血解百药蛊毒。不可与獾肉同食。

【译】鹌鹑肉味甘咸，性平。吃多了会减弱一切药的药力。它的血能解各种药的毒，也能解蛊毒。不可以与獾子肉同食。

雀肉

味甘，性温。勿同猪肝及李食。妊妇食雀肉饮酒，令子多淫；多食雀脑，动胎气，令子雀目①；同豆酱食，令子面皯②。服术人忌之。

【译】雀肉味甘性温。不能与猪肝、李子同食。孕妇吃雀肉并饮酒，生下的孩子放荡不轨。雀脑吃多了，会动胎气，

①雀目：中医学病名。也叫"夜盲"。指白天目力还好，到晚上就视力模糊或全然不见，如雀之夜不见物，故名。
②皯（gǎn）：面色枯焦黝黑。

使孩子患夜盲症。与豆酱同食，使孩子面色枯焦黝黑。服用术类药物的人不能吃雀肉。

鹑肉

味甘，性平。不可同猪肝食，令人生黑子。同木耳菌子食，令人发痔。鹑毛有斑点，善搏斗，始由虾蟆、黄鱼所化，终以卵生。四时常有。鹌肉与鹑性味相同，形亦相似，但色黑无斑，始由鼠化，终复为鼠。夏有冬无，今通呼为鹌鹑也。

【译】鹑肉味甘，性平。不要与猪肝同食，同吃会使人脸上生黑痣。与木耳、菌子同食，会引发痔疮。鹑的羽毛有斑点，很善于搏斗。起初是由虾蟆、黄鱼变化来的，终于成为卵生飞鸟。一年四季常有鹑肉。鹌肉与鹑肉性味相同，形状也相似，但羽毛是黑色的没有斑点。它开始是由老鼠变化来的，最终还要变成老鼠。鹌肉夏天有，冬天没有。现在统称为鹌鹑了。

【评】鹑是一种头小尾巴短、不善飞的小鸟。鹑肉是典型的高蛋白、低脂肪、低胆固醇食品，适合中老年高血压或肥胖患者食用。做法有"油汆鹌鹑""象眼鹑脯""焦炒鹌鹑"。（佟长有）

鹧鸪肉

味甘，性温。不可与竹笋食，令人小腹胀。或言此鸟天

地之神，每月取一只飨至尊，所以自死者不可食。其鸟飞必
南翥①。

【译】鹧鸪肉味甘，性温。不可与竹笋同食，不然会使
人小肚子发胀。有人说这种鸟是天地之神的，每个月取一只
献给天帝为好，所以自然死亡的鹧鸪是不能吃的。这种鸟飞
起来必定向南。

【评】鹧鸪肉营养价值比鹌鹑高6.8%，比肉鸡高10.6%，
适用于炸、烧、焖、蒸，做汤和清蒸最能保持其营养，原汁原味。
（佟长有）

雁肉

味甘，性平。七月勿食伤人神。道家谓之天厌，不食为妙。
久食动气。《礼记》云：食雁去肾，不利人也。

【译】雁肉味甘，性平。七月间不要吃雁肉，不然会伤
害人的精神。道家把雁称作"天厌"，还是不吃为妙。吃久
了会引发动风。《礼记》说："吃雁要去掉肾。"因为雁肾
对人的健康不利。

�鸠② 肉

味甘，性热。即突厥雀，形似雌雉，鼠脚无后趾，歧尾，
憨急群飞，雌前雄后。

---

①翥（zhù）：飞翔。
②�（duò）鸠：鸟名。即"沙鸥""沙鸡"，又名"突厥雀"。大如鸽子。

【译】鹍鸠肉味甘，性热。就是突厥雀。形状像雌野鸡，老鼠似的脚而无后趾，尾巴分叉。生性憨直、急躁，喜欢群飞，雌的在前，雄的在后。

鷩雉[1] 肉

味甘，性平。有小毒。多食令人瘦，发五痔。同荞麦面食，生肥虫。同豆豉食，害人。卵同葱食，生寸白虫。一名山鸡，山鸡有四种：似雉而尾长三四尺者为鷩雉；似鷩雉；似鷩而尾长五六尺，能走且鸣者，为鹞雉[2]，俗通呼鷩矣；似鷩而小，首有彩毛为鵔鸃[3]；似雉而腹有彩色为锦鸡，俗通呼为锦鸡矣。又有吐绶鸡[4]，每春夏晴明，徐舒颔下锦绶，文采焕烂，敛即不见。养之并辟火灾。食之有毒。

【译】鷩雉肉味甘，性平，有小毒。吃多了会使人消瘦，引发五痔。与荞麦面同食，会生肥虫。与豆豉同食，损害人的身体。把鷩雉蛋与葱同食，会生寸白虫。它另一个名字叫山鸡。山鸡有四种：像野鸡而羽毛达三四尺，就是鷩雉；似鷩而羽尾长五六尺，边走边叫的是鹞雉，现在也都统称鷩雉；像鷩雉而体形小些，头上有彩色羽毛的，就是鵔鸃；像野鸡而腹常有彩色羽毛的是锦鸡，大小也都叫它锦鸡。还有一种吐绶鸡，每到春夏晴朗之时，就慢慢舒展脖子下面的锦绶，

---

①鷩（dí）雉：即长尾野鸡。

②鹞（jiāo）雉：雉的一种。

③鵔鸃（jùn yí）：似山鸡而小，冠背毛黄、腹下赤、项绿、尾毛红赤。即锦鸡。

④吐绶鸡：即"火鸡"。

色彩艳丽灿烂，很快收起来就看不见了。这种鸡养着能辟火灾，吃则有毒。

鹖鸡①肉

味甘，性平。疠病后勿食。鹖气猛。斗期必死。

【译】鹖鸡肉味甘，性平。病后初愈不要吃，因为鹖的性格凶猛气盛，搏斗时一定会分个你死我活。

白鹇②肉

味甘，性平。患疮疖者勿食。黑鹇气味相同。

【译】白鹇味甘，性平。患疮疖的人不能吃。黑鹇的味、性，与白鹇一样。

竹鸡③肉

味甘，性平。即泥滑滑。谚云："家有竹鸡啼，白蚁化为泥。"亦辟壁虱。

【译】竹鸡味甘，性平。也就是"泥滑滑"。谚语说："家有竹鸡啼，白蚁化为泥。"竹鸡也可以辟除壁虱。

【评】竹鸡做法多样，如："香芋烧竹鸡"，色泽红亮，芋似栗香，入口酥松；"盐焗竹鸡"，色泽金黄，口味干香，

---

①鹖（hé）鸡：雉类。体羽大多为黑褐色，眼周裸出呈红色。颏和上喉色白，耳羽赤白并向后延长，形成角状。腰羽和尾上覆羽呈银白色。雌鸟稍小，脚上无距。

②白鹇（xián）：亦称"银鸡"，雉科。体长一米多，头上长冠及下体全为纯蓝黑色而有光泽。上体和两翼白色。尾长，中央尾羽纯白。头的裸出部和头均为红色。一雄多雌，结群觅食。

③竹鸡：雉科。体长约30厘米。上体多为黄嫩橄榄褐色，各羽有赤褐色干斑。肉可食用。

咸香适口。再有锅烧、蒜头菇炖等。（佟长有）

英鸡肉

味甘，性温。常食石英，秋月即无。

【译】英鸡肉甘，性温。它常吃石英，到秋天就没有了。

黄褐侯肉

味甘，性平。即青隹①。多食发喉痹②。用生姜可解。

【译】黄褐侯肉味甘、性平。也就是青隹。吃多了会引发喉痹，用生姜可以解除病症。

桑鳸③ 肉

味甘，性温。即蜡嘴。初病后勿食。

【译】味甘、性温，也就是蜡嘴。患病初愈之后不要吃。

鸜鹆④ 肉

味甘，性平，即八哥。天寒欲雪，即群飞如告。鸜鹆不逾济，地气使然也。

【译】鸜鹆肉味甘，性平，也就是八哥。天寒要下雪时，它们就成群地飞起来，好像互相告知什么。八哥从不越过济水，这是地上的气候造成的。

---

②青隹（zhuī）：短尾鸟。

③喉痹：咽部红肿疼痛，干燥有异物感，吞咽不利。

④桑鳸（hù）：鸟名，一名"窃脂"，即"青雀"。

①鸜（qú）鹆（yù）：鸟名，俗称"八哥"。

乌鸦肉

味酸濇，性平。羶臭不可食。肉及卵食之，令人昏忘。

【译】乌鸦肉味酸涩，性平。膻臭的乌鸦肉不能吃。吃了它的肉和蛋，会使人神志昏迷健忘。

喜鹊肉

味甘，性寒。妇人不可食。

【译】喜鹊肉味甘，性寒。女人不能吃。

燕肉

味酸，性平，有毒，不可食，损人神气，不宜杀之。嗜燕人入水，为蛟龙所吞。燕作窝长能容二匹绢者，令人家富也。窝穴北向，尾屈色白者，是数百岁燕，仙经谓之肉芝。

【译】燕肉味酸，性平，有毒。不可以吃，否则会损伤人的精神和元气。人不该杀燕子，爱吃燕子的人到水里，会被蛟龙吞食。燕子作窝，它的长度可容二匹绢，能让主家致富。燕子窝都是朝北面的。尾部弯曲白色的燕子，是几百岁的燕子，《仙经》上称之为"肉芝"。

刺毛莺

肉味甘，性平。有疮疥者少食。

【译】刺毛莺肉味甘，性平。患有疮疥的人要少吃。

孔雀肉

味咸，性凉。微毒。食其肉者自后服药必不效，为其解毒也。尾有毒，不可入目，令人昏翳。

【译】孔雀肉味咸，性凉，微毒。吃它肉的人，从此以后服药必定无效，因为它的肉是解毒的。孔雀尾巴有毒，不可触到眼睛，否则会使眼睛昏花。

鹗①

即鱼鹰。能啖蛇。其肉腥恶，不可食。

【译】鹗，就是鱼鹰，能够吃蛇。它的肉又腥又恶臭，不能吃。

鸱②脑

有毒，同酒食，令人久醉健忘。

【译】鸱脑有毒，和酒一起吃，会让人久醉和健忘。

鹤肉

有毒。顶血饮之立死。性喜食蛇，蛇闻声而远去。人家畜之以辟蛇。

【译】鹤肉有毒，它头顶的血，喝了即刻就死。鹤喜欢吃蛇，所以蛇只要听到鹤的声音，就远远地躲避。人们都在家养鹤来防蛇。

鹳肉

有毒不可食。其骨入沐汤浴头，令发尽脱，更不生也。

---

①鹗（è）：猛禽类鸟，也叫鱼鹰。头顶，后颈和腹部为白色，背褐色。性凶猛，常在水面飞翔，捕食鱼类。

②鸱（chī）：即"鸱鹰"。鸟纲，鹰科。雌雄羽色不同，肉食性。

又能杀树木，鹳生三子，一为鹳，巽极成震①，阴变阳也。

【译】鹳肉有毒不可食用。洗头时不慎将鹳骨掉入洗头水中，会使头发脱光，且永不再生，还杀死树木。鹳生三个雏鸟，其中有一个就是鹤——毒性很强的鹳却生出能辟毒的鹤，这就是巽极成震、阴极变阳规律的体现。

鸳鸯肉

味咸，性平，有小毒。多食令人患大风病。

【译】鸳鸯肉味咸，性平，有小毒。吃多了会使人患麻风病。

鸬鹚肉

味酸咸，性冷。微毒。即水老鸦。凡鱼骨梗者，密念鸬鹚不已即下。妊妇食之，令逆生。

【译】鸬鹚肉味酸咸，性冷，微毒。就是水老鸦。凡是被鱼骨梗住的人，在心里默念鸬鹚不停，骨梗即能咽下。孕妇吃它，会逆生难产。

猫头鹰

夜勿煮炙，能引鬼魅。

【译】不要在夜间水煮、炙烤猫头鹰。否则会招引来鬼魅。

诸鸟有毒

凡鸟自死自闭、自死足不伸、白鸟元首、元鸟白首、三足、六指、异形、异色、四翼、肝色青者、野禽生卵有八字形者，

---

①巽（xùn）极成震：巽到了极点反而成了震。巽，卦名，巽为风。震，卦名。震为霜。

并有毒，食之杀人。

【译】鸟类凡属下列情况的：自己闭气而死的，自己死了还伸不开脚的，身体白色而头为黑色的，身体黑色而头为白色的，三只脚的，六个脚趾的，形状怪异的，颜色怪异的，四只翅膀的，肝的颜色发青的，野禽生的蛋有八字形的，都有毒，吃了会毒死人。

卷八　兽类

猪肉

味甘，性微寒。有小毒，牡曰豭①，牝曰彘②，子曰豚③，牡而去势曰豶④。生江南者谓之江猪。惟豶肉无毒。多食闭血脉，弱筋骨，虚人肌。疫病者、金疮者尤宜忌之。久食令人少子伤精，发宿疾。豚肉久食令人偏体筋肉碎痛，乏气。江猪多食令人体重，作脯少有腥气。久食解药力，动风发疾，伤寒、疟痢、痰痼、痔漏诸疾食之必再发，难愈。反梅子、乌梅、桔梗、黄连，犯之令人泻痢。服胡黄连食之，令人漏精。服甘草者忌之。同牛肉食生寸白虫。同兔肉食，损人。同羊肝、同鸡子、同鲫鱼及黄豆食，令人滞气。同葵菜食，令人少气。同荞麦面食，患热风，脱须眉毛发。同生姜食，生面斑、发风。同胡荽食，烂人脐。同苍耳食，动风气。同百花菜、吴茱萸食，发痔瘘。同龟鳖肉、麋鹿、驴、马肉、虾子食，伤人。多食令人暴肥，盖虚风所致也。头肉，有毒，多食动风发疾。猪肉毒在首，故有病者忌之。项肉，俗称槽头肉，肥脆能动风。脂膏，勿令中水，腊月者历年不坏，反乌梅、梅子，忌干漆。脑，味甘，性寒，有毒。《礼记》云：食豚去脑。能损男子阳道，临房不能行事，酒后尤不可食。今人以盐酒食猪脑，是引贼入室也。血，味咸，性平。服地

---

①豭（jiá）：雄性猪叫"豭"。

②牝（pìn）彘：雌猪叫"彘"。

③子曰豚：小猪叫"豚"。

④牡而去势曰豶（fén）：公猪阉了以后叫"豶"。去势：割去生殖器。

黄、补骨脂、何首乌诸药者忌之，能损阳也。同黄豆食滞气。心，味甘咸，性平，多食耗心气，不可合吴茱萸食。肝，味苦，性温。猪临杀惊气入心，绝气归肝，俱不可多食，服药人勿食。不可合雉肉、雀肉及同鱼脍食，生痈疽。同鲤鱼、鲫鱼食伤神。同鹌鹑食生面黚^①。肺，味甘，性微寒。同白花菜食，令人气滞发霍乱。八月和饴食，至冬发疽。肾，味咸，性冷。即腰子。久食令人伤肾少子，虚寒者尤忌，冬月食之，损真气，发虚壅。胰脂^②微毒。男子多食损阳。猪鼻、唇，多食动风气。凡花猪、病猪、白蹄猪、自死猪、煮汁黄者为黄膘^③猪，肉中有米星为□□，俱不可食。烧肉忌桑柴。凡煮肉同皂荚子、桑白皮、高良姜、黄蜡，不发风气。得旧篱筅易熟。煮肉封锅，入楮实子二三十粒，易烂，且香。夏天用醋煮肉，可留数日。煮腊肉将熟，以红炭投锅内，则不油苤气。洗猪肚用面，洗肠脏用砂糖，能去秽气。中病猪毒，烧猪屎为末，水服钱许，三次可瘥。过食猪肉伤，烧猪骨为末，水服，或服芫荽汁、生韭汁，或加草果^④，可消。煮硬肉，入山查数颗，易烂。

【译】猪肉味苦，性微寒，有小毒。雄性的猪叫豭（jiā），雌性的猪叫彘，小猪叫豚，阉过的猪叫豶（fén），生活在江南

---

①面黚（qián）：脸色发黑发黄。

②胰（yí）脂：即胰子。

③黄膘："镳"应为"膘"之误。此处应为"膘"，即牲畜小腹两边的肉，常以其厚薄作为判断肥瘦强弱的标准。

④草果：姜科，多年生丛生草本植物。中医学上以干燥实入药，性温，味辛，功能燥湿治疟。

的猪叫江猪。

只有雄猪的肉没有毒，吃多了使血脉不畅，筋骨软弱，肌肉虚乏。患疫病的人，受金属机械创伤的人，尤其不可吃。长期吃使人子嗣少又伤精，引发久治不愈的顽症。长期吃小猪肉使人遍身筋肉碎痛，没有力气。江猪吃多了，增加体重。做成腌肉稍有腥气，长期吃能消解药力，动风发疾。患伤寒、疟疾、痰痼、痔漏各种病的人，吃了之后必再犯老病而且难以痊愈。和梅子、乌梅、桔梗、黄连等药物的属性相反，不能一起吃，不然会泻肚闹痢疾。服用胡黄连的人吃了，会使人漏精。服用甘草的人也不能吃。与牛肉同食会生寸白虫；与兔肉同食损人身体；与羊肝、鸡蛋、鲫鱼、黄豆同食，使人气脉凝滞；与葵菜同食，使人少气无力；与荞麦面同食，会患热风，使人脱落胡须、眉毛、头发；与生姜同食，脸上生斑，引发风症；与胡荽同食，使人肚脐溃烂；与苍耳同食，会动风气；与白花菜、吴茱萸同食，引发痔瘘；与龟肉、鳖肉、麋鹿肉、驴马肉、虾同食，伤人身体，吃多了使人速胖，这是虚风所致。猪头肉有毒，吃多了会动风气引发疾病。猪肉的毒性在头部，所以有病的人应忌食猪头肉。猪脖子肉俗名叫"槽头肉"，肥且脆，吃了能动风气。熬好的猪油不能沾水，腊月熬制的，放一年都不坏。槽头肉和乌梅、梅子属性相反；并且忌触干漆。猪脑味甘性寒、有毒。《礼记》中说："吃猪肉必须去掉猪脑"，否则会影响男人的性功能，行房

时不成事。酒后更不能吃。现在有些人用盐和酒拌猪脑来吃，这是自寻死路啊！猪血味咸性平，服用地黄、补骨脂与何首乌等各种药的人，不能吃，否则损害人的阳气。与黄豆同食，使人气脉阻塞。猪心味甘咸性平，吃多了会耗损心气。不能与吴茱萸同食。

猪肝味苦性温。猪到临杀时，惊恐之气进入心脏，绝命之气归于肝脏，都不可以多吃。正在服药的人不能吃，不能与雉肉、雀肉、鱼鲙同食，否则生痈疽。与鲤鱼、鲫鱼同食，会伤人的精神。与鹌鹑同食，使人脸色发黄发黑。猪肺味甘，性微寒，与白花菜同食，使人气脉阻塞，引发霍乱。八月间与饴糖同食，到冬天就会引发痈疽毒。猪肾味咸性冷，就是腰子；长期吃使人肾受伤害，而且怀孕生子的机缘也会减少，虚寒的人尤其要禁忌。冬天吃猪肾，有损元气，引发虚壅之气。猪胰脏稍有毒性，男子吃多了会伤阳气。猪鼻子、猪唇吃多了会引动风气，凡是老猪、病猪、白蹄猪、自己死亡的猪，煮出黄汁的黄膘猪、肉里有米星的猪，都不能吃。

烧肉忌讳的是用桑柴。煮肉时加进皂荚子、桑白皮、高良姜、黄腊，就不会引发风气。用旧篱笆和旧竹筷子煮肉容易熟。煮肉时，把锅盖严，加入楮实子二三十粒，肉容易烂而且味道很香。

夏天用醋煮肉，可以保留好多天。煮腊肉到快熟之时，把烧红的炭放进锅里，就使油去掉油蓥气。猪肚子，用面来洗；洗肠子的脏物，用砂糖，能去掉秽气。如果中了病猪之毒，可以把猪屎烧成粉末，用水冲服一钱左右，三次即可痊愈。

猪肉吃得过多，受到伤害，可把猪骨头烧为粉末，用水冲服；或者服用芫荽汁、生姜汁、生韭菜汁；或者加上草果，就能解决。煮很硬的肉，可以放进几颗山楂，就容易烂了。

羊肉

味甘，性热。反半夏菖蒲、同荞麦面、豆酱食，发痼疾。同醋食，伤人心。同鲊鱼气酪食，害人。热病、疫症、疟疾病后食之，复发致危。妊妇食之，令子多热病。头蹄肉，味甘，性平，水肿人食之，百不一愈。冷病人勿多食。妊妇食羊目，令子睛白。血，味咸，性平。凡猪、羊血食久，鼻中毛出，昼夜长五寸，渐如绳，痛不可忍，摘去复生，惟用乳石硇砂①等分为丸，临卧服十丸，自落也。服丹石人忌食羊血，十年一食，前功尽亡。服地黄、何首乌诸补药者忌之。能解胡曼草毒。脑，有毒，食之发风病，和酒服，迷人心、成风疾，男子食之，损精气，少子。白羊黑头，食其脑，作肠痈。羊心，有孔者勿食，能杀人。羊肺，三月至五月其中有虫，状如马尾，长二三寸，须去之，不去食之，令人下痢。肝，味苦性寒。同猪肉及梅子、小豆食，伤人心。同生椒食，伤人五脏，最

---

①乳石硇砂：在乳钵中研细的硇砂。硇砂，中药名，一种矿物，常呈皮壳状或粉块状，为天然产的氯化铵，性温、味咸、有毒。能利尿、祛痰；外用主治翳瞖肉、鼻痔、面痣、疔疮等。

损小儿。同苦笋食，病青盲。妊妇食之，令子多厄。羊月者，和饭饮久食，令人多唾清水，成反胃，作噎病。凡煮羊肉，用杏仁或瓦片，则易烂。同胡桃及莱菔煮，不臊。同竹䴘^①煮，助味。以铜器煮食，男子损阳，女人暴下。白羊黑头、黑羊白头、独角者，并有毒，食之生痈。中羊肉毒者，饮甘草汤解之。过食羊肉伤者，多食枣子、草果可消。

【译】羊肉味甘，性热。与半夏、菖蒲属性相反，不可同食。与荞麦面、豆酱同食，引发久治不愈的旧病；与醋同食，伤及人的心脏；与腌鱼、鱼鲙、奶酪同食，有害于人体。患了热病、传染性疾病、疟疾病之后吃羊肉，会复发而且达到危险程度。孕妇吃了，生下的孩子多患热病。羊头、羊蹄肉，味甘、性平，水肿的人吃它，一百个人中都不会有一个痊愈的，患冷病的人不能多吃。孕妇吃羊眼睛，生下孩子眼发白。羊血味咸，性平。凡是猪血、羊血吃时间长了，鼻子里会长出毛来，一昼夜就长到五寸长，渐渐地像绳子一样，疼痛不可忍受，摘去后又长出来。只有用乳石硇砂，等量分为药丸，临睡前服十丸，长毛才能落下来。服用金丹药石的人不可吃羊血。就是十年中只吃一次，也会使所服药物前功尽弃。服用地黄、何首乌等各种补药的人，也忌食羊血。羊血能解胡蔓草的毒。羊脑有毒，吃了引发风病，和酒一起吃，使人心迷乱，造成风疾，男子吃了，会损伤精气，不易生子。吃了

①竹䴘（liú）：竹鼠。此鼠食竹根居土穴中，大如兔。其肉味如鸭，人多食之。

白羊黑头的脑子，会生肠痈。羊心有孔洞的不可吃，能毒死人。羊肺在三月到五月间会有虫子，形状像马尾巴，长二三寸，必须除去；如果不除去吃了，使人拉肚子。羊肝味苦性寒，与猪肉、梅子、小豆同食，会伤人心脏；与生椒同食，伤人的五脏，最受伤害的是小孩子。与苦笋同食，使人得青光眼病。孕妇吃了，使孩子多灾多难。羊肚和饭食饮料长期同食，使人经常唾清水，导致反胃，患上噎病。凡是煮羊肉，用杏仁或瓦片一起煮，就容易烂。与胡桃、萝卜一起煮，就没有臊味。和竹鼠留一起煮，更增加美味。用铜器煮羊肉，损害男人阳气，使女人暴下。白羊黑头，黑羊白头，独角羊，都有毒，吃了会生痈疽。中羊肉之毒的人，喝一些甘草汤就能消解。羊肉吃得太多，伤了身体的人，多吃一些枣子、草果，就可消除了。

黄牛肉

味甘，性温。微毒。食之发药毒，能病人。牛夜鸣则瘟[1]，臭不可食。牛病自死者血脉已绝，骨髓已竭，不可食之，误食令人生疔暴亡，发瘤疾、痃癖[2]、洞下[3]、疰病[4]。瘟牛暴死者不可食。独肝者有大毒，令人痢血至死。北人牛瘦，多以蛇从鼻灌，故尔独肝。水牛则无之。噉蛇牛毛发白而后

①瘤（yóu 尤）：病名。病者有恶臭。
②痃（xián）癖：腹中癖块。在肚脐左右有筋脉鼓起，大者如臂，小者如笔管，如弦。
③洞下：食之即泄，人体如同有了漏洞。
④疰（zhù）病：即"疰夏"，中医学病名。发于夏日季节性疾病。症见微热食少，身倦肢软，渐次消瘦。

顺者是也。人乳可解其毒。自死白首者食之杀人。疥牛食之发痒。黄牛、水牛合猪肉及黍米酒食，并生寸白虫。同韭薤食，合生姜食，损齿。勿同栗子食。黑牛白头者大毒，勿食。水牛肉，味甘，性平。忌同黄牛。患冷人勿食，蹄中巨筋，多食令生肉刺。牛乳，味甘，性微寒。生饮令人利，热饮令人口干气壅，温饮可也。不宜顿服。与酸物相反，令人腹中症结。患冷气人勿食。同鱼食，成积。同醋食，生瘕。牛脂，味甘温，微毒。多食发痼疾，疮疡。牛脑，味甘，性温。微毒。热病死者，勿食其脑，令生肠痈。牛肝，勿同鲇鱼食，患风噎涎青①。牛肠胃，合犬肉、犬血食，病人。服仙茅②者食牛肉、牛乳，令斑人鬓发。服牛膝③人亦忌食之。凡煮牛肉，入杏仁芦叶则易烂。煮病牛，入黄豆，豆变黄色者杀人。中疔疥牛毒，用泽兰根④或甘菊根汁，或猪牙灰水服，或生菖蒲擂酒，或甘草汤解之。猪脂化汤，亦可解毒。过食牛肉所伤，以稻草和草果煎浓汤，多服可消。牛乃有功于世，仁人君子必宜戒食。

【译】黄牛肉味甘，性温，微毒。吃牛肉能引发药毒，使人生病。牛夜间鸣叫，就是病了，患这种恶臭的病，其肉不可吃。牛患病自己死亡的，血脉已经断绝，骨髓已经枯竭，

---

①风噎涎青：因迎风而呼吸困难并流青色口水。

②仙茅：石蒜科，多年生无茎草木。中医以根状茎入药。功能温肾壮阳，散寒湿。

③牛膝：苋科，多年生草本植物。中医以根入药，生的用于治血散瘀。

④泽兰根：即板兰根。

这种肉不能食用。误食了会使人生疔、突然死亡，也会引发旧病，引发腹中生癖块，引起洞下和痊病。患瘟疫的牛突然死了的，不能食用。牛如果只有一片独肝的，有大毒，吃了它的肉，使人下痢带血致死。北方人养的牛较瘦，大多用蛇从鼻子灌进去，所以它独肝。水牛就没有独肝的情形。吃了蛇的牛，毛发白而且向后顺着。人奶可以解这种毒。自己死且是白头的牛，它的肉吃了能死人。吃了生疥疮的牛的肉，身上发痒。黄牛肉、水牛肉和猪肉、黍米、酒一起吃，都能使人生寸白虫。和韭菜、薤菜、生姜一起吃，会损坏牙齿。不要和栗子一起吃。黑身白头的牛，有剧毒，不可吃。

水牛肉味甘，性平，所忌讳的与黄牛相同。患冷病的人不能吃水牛肉。牛蹄子有很粗的蹄筋，吃多了使人生肉刺。牛奶味甘，性微寒。生喝使人拉痢疾，热饮使人口干气脉阻塞，只有温饮比较好。但不应该成顿地服用。牛奶与酸性物食属性相反，不能同食，否则使人腹中结块。患冷气的人不应喝牛奶。牛奶与鱼同食，造成积食。与醋同食，腹内结块。牛脂味甘温，稍有毒，吃多了引发旧病，还会引发疮疖和溃病。牛脑味甘性温，有小毒。患热病而死的牛，不要吃它的脑子，会使肠内生痛疮。牛肝不能和鲇鱼一起吃，会得风噎和口流清水的病。牛肠、牛肚和犬肉、犬血一起吃，会使人得病。服用仙茅的人吃牛肉、喝牛奶，使人鬓发斑白。服用牛膝的人也不能吃。

凡是煮牛肉，放入杏仁和芦叶，就容易煮烂。煮病牛肉加入黄豆，如果豆子变黑，就是有毒，甚至能毒死人。如果中了长疔疮的牛的毒，用板兰根或者甘菊根的汁液，或猪牙烧成灰水服，或生菖蒲擂酒，或饮甘草汤，也都可以解毒。把猪油化成汤水状，也可以解毒。牛肉吃得太多，伤了身体，可以用稻草和草果煎成浓汤，多喝一些，即可以消除。牛是有功于人世的，仁人君子必应戒食牛肉。

狗肉

味酸咸，性温。服食人忌食。九月食犬伤神。反商陆[①]。同生葱、蒜食损人。同菱食，生癫。白犬合海鲉[②]食，必得恶病。勿炙食，令消渴。妊妇食之，令子无声，且生虫。疫证及热病后食之，杀人。勿同鲤鱼、鳝鱼、牛肠食，令人多病。春末夏初多猘犬[③]，宜忌食。瘦犬有病、发狂、暴死、无故自死者，有毒杀人。悬蹄犬伤人。赤股而躁者气臊，犬目赤者，并不可食。白狗血和鸡肉、乌鸡肉、白鸡肝、白羊肉、蒲子羹[④]等食，皆病人。白犬乳酒服能断酒。犬肾，微毒。《内

①商陆：中药名。多年生粗壮草本植物。根肥厚、肉质、圆锥形，叶卵圆形，全缘。夏季开白花。根入药，俗称"章柳根"。性寒，味苦，有毒，功能逐水，治肿胀、腹水等。

②海鲉（yòu）：一种近海产的中小型鱼类。体侧扁，延长，头大，常具棘和棱。口大，前位，牙细小绒毛状。背鳍连续，始于头后。栖息于近海岩石间。

③猘（zhì）犬：疯狗。狗发疯曰猘。

④蒲子羹：用嫩蒲煮的羹。蒲，水生植物，嫩叶可食。

则》云：食犬去肾。不利人也。田犬①长喙善猎、吠犬短喙善守。白犬虎纹、黑犬白耳，畜之家富贵。纯白者主凶，斑青者识盗而咬。凡食犬肉伤，用杏仁二三两，带皮研细，热汤二三盏拌匀，三次服，能使肉尽消。犬智甚巧，力能护家，食之无益，何必嗜之？

【译】狗肉味酸咸，性温。服食药物的人禁忌狗肉。九月间吃狗肉损伤人的精神。狗肉和商陆的属性相反，不能同食。与生葱、生蒜同食，损害人的身体。与菱角同食会得癫痫病。白狗肉与海鲉同食，必得恶病。不要烤着吃，会使人得消渴病。孕妇吃了狗肉，生下孩子没有声音，且会生虫。患传染病和热病之后吃狗肉，会使人死亡。狗肉和鲤鱼、鳝鱼、牛肠一起吃，会使人多病。

春末夏初之时，疯狗很多，应该忌食狗肉。那些瘦狗有病的，发狂的、突然死亡的、不明原因死亡的狗，都有毒，吃了能死人。悬着蹄子的狗，吃了伤人身体。

大腿发红脾气暴躁的狗、有腥臊气味的狗、眼睛红的狗，都不能吃。白狗血与鸡肉、乌鸡肉、白鸡肝、白羊肉、蒲子羹等同食，都会使人生病。把白狗奶用酒送服，能让人戒了酒。狗肾有微毒。《内则》上说："食犬去肾。"因为狗肾是对人不利的。猎狗嘴巴长，善长捕猎；喜欢叫的狗嘴巴短，善于看家。白狗身上有虎纹的、黑狗白耳朵的，畜养这种狗

---

①田犬：打猎的狗。"田"通"畋"，打猎。

会使主家富贵。纯白色的狗会给主人带来凶祸，有青斑的狗能识别盗贼而咬他。

凡是因吃狗肉身体受伤害的，用杏仁二三两，带皮研细，再用二三杯开水拌匀，分三次服下，能使吃下的狗肉全部消化。狗聪明有智巧，有看家护院的能力，吃了对人没有多大好处，何必养成吃狗肉的嗜好呢？

马肉

味辛苦，性冷，有毒。同仓米、稷米及苍耳食，必得恶病，十有九死。同姜食，发气嗽。同猪肉食，成霍乱。患疥疮下痢者食必加剧。妊妇食之，令子过月难产。乳妇食之，令子疳瘦。马生角、无夜眼[①]、白马青蹄、白马黑头者，并不可食，令人癫。马鞍下肉色黑。及马自死者、形色异常者并有毒，食之杀人。马乳，味甘，性冷利。同鱼脍食，作瘕。马肝及鞍下肉有大毒，食之杀人。刷牙用马尾，令齿疏损。近人多用烧灰揩拭，最腐齿龈。马脑，有毒，食之令人发癫。马血，有大毒，生马血入人血中，一二日便肿起，连心即死。有人剥马伤手，血入肉，一夜致死。马肉上血洗不净，食之生疔肿。马汗有大毒，患疮人触马汗、马气、马尿、马屎，并令加剧。马汗入疮，毒攻心欲死者，烧粟秆灰淋汁洗浸，出白沫乃毒去也。食马肉毒发而心闷者，饮清酒则解，饮浊酒则加。或

---

①夜眼：亦称"附蝉"。马属动物四肢的皮肤角质块。位于前肢前膊部的内侧下方和后肢关节的内侧下方。驴后肢没有附蝉。

饮芦根汁，或嚼杏仁，或煎甘草汤解之。中马肝毒者，猪骨灰、牡鼠屎、豆豉、狗屎灰、人头垢并水服可解。中疔疥马毒者，泽兰根汁、猪牙灰、甘菊汁俱水服，或生菖蒲酒解之。马食杜蘅善走，食稻足重，食鼠屎腹胀，食鸡屎生骨眼。以僵蚕①、乌梅拭牙则不食，得桑叶乃解。挂鼠狼皮于槽，亦不食。遇死马骨则不行。以猪槽饲马、石灰泥马槽、马汗著门，并令马落驹。系猕猴于厩，辟马病。马头骨埋于午地②，宜蚕，浸于上流，绝水蜞虫。

【译】马肉味辛苦，性冷，有毒。与仓米、稷米、苍耳同食，必定得恶病，十有九死。与生姜同食，引发气喘、咳嗽。与猪肉同食，会导致霍乱。患有疥疮和痢疾的人吃了马肉，病情一定会加剧。孕妇吃了，会使孩子过了产期还难以生产。喂奶的妇女吃了，会使孩子患疳积，并逐渐消瘦。马生角的、没有附蝉的、白马青蹄的、白马黑头的，都不能食用，不然吃了会患癫狂病。马鞍下面颜色发黑的肉和马自行死亡的、形状、颜色异常的马，都有毒，吃了会死人。马奶味甘，性冷利。与鱼鲙同食，使人腹内结块。马肝和马鞍下的肉有剧毒，吃了会死人。用马尾毛刷牙，会使牙齿疏损。近来人们常常把马尾灰揩拭牙齿，最能腐蚀牙龈。马脑有毒，吃了使人发生癫狂症。马血有剧毒，生马血进到人的肉体时，一二

---

①僵蚕：中药名。亦称"天虫"，发生白僵病而僵死的干燥蚕体。性平，味咸，功能祛风定惊，化痰散结。
②午地：十字路口。

天就肿起来，如果连着心脏，人就死了。有人剥马皮伤了手，马血进入肉中，一个晚上就会死掉。马肉上的血如果洗不干净，吃了会生疔疮肿毒。马汗有剧毒，患疮痈的人接触到马汗、马气、马毛、马尿、马屎，都会使病情加剧。马汗进到疮毒之中，毒气攻心使人面临死亡的，烧粟秆成灰，淋汁洗患处，等出来白沫，就是毒被除去了。

吃了马肉毒性发作感到心闷的人，喝一些清酒即可消解；而喝浊酒病情反而加重。或喝芦根汁，嚼杏仁或煎甘草汤，都可以化解。中了马肝毒的人，把猪骨烧成的灰、牡鼠的屎、豆豉、狗屎灰和人头污垢，一并用水冲服，可以解毒。中了长疔疮的马的毒，可以把板蓝根汁、猪牙烧成的灰、甘菊根汁，一并用水送服，或者喝生菖蒲酒，都可以解毒。马吃了杜蘅就善于奔走；吃了稻谷则脚重；吃了鼠屎会腹胀，吃了鸡屎长骨眼。用僵蚕、乌梅给马擦牙齿它就不吃东西了，有桑叶才能化解。把黄鼠狼皮挂在马槽上，马也不吃东西。遇见死马的骨头，马就不行走了。用猪槽喂马、用石灰泥马槽、马汗落到门上，都会使怀着马驹的马早产。把猕猴系在马房里，能辟除马的疾病。把马的头骨埋在十字路口，适于养蚕，如果马骨浸到水的上流，可以灭绝水蜞虫。

驴肉

味甘，性平。与荆芥、茶相反，同食杀人。同凫茈[①]食，

---

①凫（fú）茈（cí）：即"荸荠"。

令人筋急。多食动风，脂肥尤甚，屡试屡验。凡驴无故自死者、疫死者、力乏病死者，并有毒，忌食。疥癞及破烂瘦损者，食之生疔肿。将热驴血和麻油一盏，搅去沫，煮熟成白色，亦一异也。妊妇食之，令子难产。勿同猪肉食，伤气。

【译】驴肉味甘，性平。和荆芥、茶的属性相反，同食会致人于死地。与莼荠同吃，使人抽筋，吃多了会动风，膘肥的驴肉尤其严重，多次试验都很灵验。凡是无故自行死亡的、因疫病而死的、力气疲乏而死的驴，都有毒，不能吃。那些生疥疮、癫痫以及皮肤破烂，身体消瘦、受损害的驴，吃了会生疔疮、发肿毒。把热驴血和一杯麻油，搅和后去掉沫子，煮熟后竟成白色，也是怪事。孕妇吃了驴肉在生孩子的时候会难产。与猪肉同食，会损伤人的元气。

骡肉

味辛苦，性温，有小毒。其性顽劣，肉不益人，多食令人健忘。妊妇食之难产。骡大于驴，而健于马，其力在腰，其后有锁骨不能开，故不孳乳①。牡驴交马而生者，骡也；牡马交驴而生者为駃騠②。牡驴交牛而生者为𩢷䮾③，牡牛交驴而生者为𩥄𩥦④，牡牛交马而生者为駏驉⑤。今俗呼为骡矣。

---

①孳乳：生育繁殖。
②駃（kuài）騠（tí）：俗称"驴骡"。公马和母驴所生的杂种。古代良马也称駃騠。
③𩢷（tuō）䮾（mò）：雌牛配雄驴所生之杂种。
④𩥄（zhé）𩥦（méng）：公牛配母驴所生。
⑤駏（xū）：雄牛配母马生駏驉。

【译】骡肉味辛苦，性温，有小毒。骡子的性情顽劣，肉对人也没什么好处。吃多了使人健忘，孕妇吃了会导致难产。骡子比驴大，比马更强壮。它的力气在腰上，后面有一根锁骨不能打开，所以不能生育繁殖。公驴和母马交配所生的就是骡子。公马和母驴交配所生的是驮骡，公驴和母牛交配所生的是𩢆（zhé），公牛和母驴所生的是䮫䮬（jué tí），公牛和母马交配所生的是驱驉（xū），现在通称为骡子。

鹿肉

味甘，性温。二月至八月不可食，发冷痛。白臆①者、豹文者并不可食。鹿肉脯炙之不动，及见水而动，或曝之不燥者，并杀人。同雉肉、蒲白、鮠鱼②、鲇鱼、鸡肉、生菜、鲫鱼、虾食，发恶疮。《礼记》云：食鹿去胃。鹿茸不可以鼻嗅之，中有小白虫，视之不见，入人鼻，必为虫颡③，药不及也。不可近丈夫阴，令萎。鹿脂亦不可近阴。久食鹿肉，服药必不得力，为其食解毒之草故也。勿同猪肉食。

【译】鹿肉味甘，性温。二月至八月不可食，会引发冷痛。白色胸脯的，有豹纹的鹿，都不能吃。鹿肉脯烧烤不动的，见水就动和晒不干的，吃了都能死人。鹿肉与雉肉、蒲白、鮠鱼、鲇鱼、鸡肉、生菜、鲫鱼、虾肉等同食，会引发恶疮。《礼记》说：

---

①白臆：白胸。

②鮠（wéi）鱼：亦称"江团""白吉"。口腹位，眼小，无鳞。肉味鲜美，为上等食用鱼。

③颡（sǎng）：额。

"吃鹿要去掉胃．"鹿茸不可用鼻子去闻，因为鹿茸中有小白虫，眼睛看不见，能吸入人的鼻子里，必定成为虫颡，吃药都来不及了。鹿茸不能接近男人阴部，不然会阳痿。鹿的脂肪也不能靠近阴部。长期吃鹿肉，服用药物必不能得到效力，因为鹿吃的是解毒之草的缘故。不要与猪肉一起吃。

麋①肉

味甘，性温。多食令人弱房，发脚气。妊妇食之，令子目病。不可合猪肉、雉肉、鲍鱼、鸡肉、菰蒲食，发痼疾。同虾及生菜、梅、李食，损男子精气。麋脂不可近阴，令痿。亦不可同桃李食。《淮南子》云：孕妇见麋，生子四目。

【译】麋鹿肉味甘，性温。吃多了会使人弱于房事，引发脚气。孕妇吃麋肉会使生下的孩子眼睛有病。不可与猪肉、雉肉、鲍鱼、鸡肉、菰蒲同食，会引发旧时顽症。同虾及生菜、梅子、李子一起吃，会损伤男人的精气。麋鹿的脂肪不能接近男人的阴部，否则会阳痿。也不可与桃子、李子同食。《淮南子》说："孕妇见了麋鹿，生下的孩子有四只眼。"

虎肉

味酸，作土气，性热。正月食虎伤神。热食虎肉伤人齿。多有药箭伤者食者慎之。虎鼻悬门中，次年取熬作屑，与妇食之，便生贵子，勿令人及妇知，知则不灵。虎豹皮上睡，

①麋：即"麋鹿"，亦称"四不像"。哺乳纲，鹿科。性温顺，以植物为食。为我国特产动物。

令人神惊。其毛入疮有大毒。虎骨勿用中毒药箭者，能伤人也。虎夜视，一目放光，一目看物，声吼如雷，风从而生，百兽震恐。立秋始啸，仲冬始交。虎不再交，孕七月而生。虎生三子，一为豹。其搏物，三跃不中则舍之。食狗则醉。闻羊角烟则走，恶其臭也。虎害人兽，而蝟鼠能制之，智无大小也。

【译】虎肉味酸，有土腥气，性热。正月里吃虎肉会伤人精神。吃热虎肉，伤人牙齿。很多老虎都是药箭射伤的，吃虎肉的人要谨慎。把老虎鼻子悬挂在门中，第二年拿来熬成粉末，给妇女吃，就可以生个贵子，但不要让别人及妇女知道，否则就不灵了。在虎豹的皮上睡觉，使人感到惊恐。虎毛进入疮痈之中，有剧毒。不要用中过毒箭而死的虎骨，这会损害人的身体。虎晚上看东西，一只眼放光，一只眼看东西。吼声像雷一样，风随之而兴，百兽都为之震惊恐惧。立秋之后开始啸叫，仲冬之时交配。老虎不再第二次交配，要怀孕七个月才生产。虎生三个幼崽，其中一个是豹子。豹子捕捉食物时，连着捕跳三回都抓不到的话，就舍弃了。老虎吃了狗就醉了，闻到羊角烟就离开，讨厌那气味太臭。老虎能伤害人类和各种兽类。但刺猬、老鼠却能制服它。看来智力并不因为体型大小而不同啊！

豹肉

味酸，性微温。正月勿食，伤神损寿。豹肉令人志性粗豪，食之便觉，少顷消化乃定。久食亦然。豹脂合生发药，朝涂暮生。广西南界有唼^①腊虫，食死人尸，不能驱逐。以豹皮覆之，则畏而不来。

【译】豹肉味酸，性微温。正月里不能吃豹肉，否则伤人精神和寿命。吃了豹肉使人性情粗犷豪放，吃过就会感觉到，过一会儿豹肉就被消化了，人的精神才能平静下来。长久吃也是这样。豹的脂肪能制成生发药，早晨涂上，晚上就能长出头发来。广西南界有一种唼腊虫，专吃人的尸体，驱赶不走。用豹皮盖上尸体，那种虫子害怕就不再来了。

野猪肉

味甘，性平。多食微动风疾。不可同回鱼、鲇鱼食。青蹄者不可食。服巴豆药者忌之。岭南一种懒妇，似山猪而小，善害田禾，惟以机轴纺织之器置田所，则不复近也。

【译】野猪肉味甘，性平。吃多了会稍微有些动风疾。不能与鲴鱼、鲇鱼同食。青蹄的野猪不能吃，服用巴豆药物的人也要忌食野猪。岭南有一种动物叫"懒妇"，像山猪而个体较小，也很善于祸害庄稼，只有把机轴纺织的器械放在田地中间，它才不敢再靠近庄稼地了。

豪猪肉

味甘，性大寒，有毒。不可多食，发风，令人虚羸，助湿冷病。

①唼（shà）：水鸟或鱼吞食东西。这里是吞食之意。

【译】豪猪肉味甘，性大寒，有毒。不可多食，会引发风疾，使人变得虚弱，还能促使湿冷病加重。

驼肉及峰脂

味甘，性温。能知泉源水脉风候。凡伏流^①人所不知，驼以足踏处即得之。流沙夏多热风，行旅遇之即死。风将至，驼必聚鸣，埋口鼻于沙中，人以为验也。其卧而腹不著地、屈足露者名明驼^②，最能行远。驼粪亦直上如狼烟。驼黄^③，味苦，性平。微毒。似牛黄而不香，戎人以乱牛黄，而功不及之。

【译】驼肉和驼峰上的脂肪，味甘，性温。骆驼能知道水在什么地方、水脉以及风和气候的变化。凡是地下流水，人不知道的，骆驼用脚所踏之处就可以得到地下水。流沙地区夏季刮热风多，旅行的人遇上就九死一生。风将到来的时候，骆驼就卧在一起鸣叫，把口、鼻埋在沙子里，人们就知道热风和流沙要来了。那些卧着时腹部不着地，弯曲的脚露出来的骆驼叫作明驼，善于走远路。骆驼粪烧着之后，烟直上如同狼烟。驼黄味苦，性平，有一点毒，像牛黄而不香。西北人用驼黄冒充牛黄，但功效不如牛黄。

熊肉

味甘，性平。十月食之伤神，患寒热积聚痼疾者食之，

---

① 伏流：地表下面的河流。

② 明驼：善走的骆驼。

③ 驼黄：即骆驼的胆结石，类似牛黄。

令终身不除也。熊脂，味甘，性微寒。寒月则有，夏月则无之，燃灯烟损人眼，令失光明。熊掌难软，得酒、醋、水三件同煮即大如皮球，且易软也。熊胆，春近首，夏在腹，秋在左足，冬在右足。熊行山中，必有踡伏^①之所，谓之熊馆。性恶秽物及伤残，捕者置此物于穴，则合穴自死。或为棘刺所伤，出穴爪之至骨，即毙也。

【译】熊肉味甘，性平。十月间吃熊肉会损伤人的精神。患寒病、热病、积聚不消之病和旧有顽症的人吃了熊肉，会使所患疾病终生治不好。熊的脂肪味甘，性微寒。冬天有，夏天则没有，用它点灯，烟会损伤人眼睛以致失明。熊掌很难煮软，如果用酒、醋、水三者与熊掌同煮，熊掌就会膨大如皮球，而且容易煮软。熊胆的位置是春季靠近头部，夏季在腹部，秋季在左足处，冬季在右足处。熊在山里行走，必定有它蜷伏之所，叫作熊馆。熊最厌恶脏东西和伤残的东西，捕熊的人常把这些东西放在它的洞穴之中，熊就会关上洞自杀。有的熊被棘刺扎伤了，它就离开洞穴，用爪子从伤口抓至骨头，也就死了。

山羊肉

味甘，性热，疫病后忌食。妊妇食之，令子多病。肝尤忌之。

【译】山羊肉味甘，性热。患流行性传染病之后要忌食山羊肉。孕妇吃了，会使生下的孩子多病。山羊肝尤其不可吃。

---

①踡（quán）伏：蜷屈潜伏。

羚羊肉

味甘，性平。其角能碎佛牙、貘①骨、金刚石，烧烟走蛇虺②也。

【译】羚羊肉味甘，性平。它的角极坚硬，能敲碎佛牙、貘骨、金刚石。焚烧羚羊角冒起的烟能赶走毒蛇和毒虫。

麂③肉

味甘，性平。多食发痼疾。妊妇食之，令胎堕。

【译】麂肉味甘，性平。吃多了引发顽症。孕妇吃了麂肉，会导致流产。

獐肉

味甘，性温。十二月至七月食之动气，多食发消渴及痼疾。瘦恶者勿食。同鸽食，成瘕。同梅、李、生菜、虾食，并能病人。凡人心粗胆豪者，以其心肝食之即减。胆小者食之愈怯。

【译】獐肉味甘，性温。十二月到七月吃獐肉会动气。吃多了会引发消渴病和难治的旧病。消瘦的、有病的獐子不能吃。和鸽肉同食，会造成腹内产生肿块。和梅子、李子、生菜、虾同食，都能使人生病。凡是心胆粗旷豪放的人，吃了獐子的心肝，就会减弱原有的气势。胆小的人吃了，会更胆小。

---

①貘（mò）：哺乳动物，尾短，鼻子突出很长，能自由伸缩，皮厚毛少，前肢四趾，后肢三趾。体皆为暗褐色，肉可食。栖息于热带密林多水的地方。

②虺（huǐ）：毒蛇、毒虫。

③麂：小型鹿类，仅雄性有角。

香獐^①肉

味甘，性温。蛮人食之，不畏蛇毒。脐名麝香。忌大蒜，不可近鼻，有白虫入脑。患癞久带，其香透关，令人成异疾。能堕胎。消瓜果食积，辟蛇。

【译】香獐肉味甘，性温。蛮人吃了香獐肉，就不怕蛇毒。香獐的肚脐叫麝香。此物忌大蒜。人的鼻子不可靠近麝香，否则会有白虫进入脑子。患癞病的人如果长期把麝香带在身上，它的香味能透过关节，使人患上怪异的病，还能使孕妇女流产。麝香能消除瓜果在腹内的积食，还能辟蛇。

猪獾^②肉

味甘酸，性平。其耳聋，见人乃走。能孔地，食虫蚁瓜果，其肉带土气。狗獾^③性味与貒^④相同，貒即猪獾。

【译】猪獾肉味甘酸，性平。它的耳朵是聋的，看见人就逃走。它能把地钻出孔去吃虫蚁和瓜果。它的肉带有土腥气。狗獾的性味和貒相同，貒就是猪獾。

①香獐：即"麝"。体长 80～90 厘米，重约十公斤。前肢短，后肢长，蹄小，耳大，雌雄皆无角。雄麝犬齿发达，形成"獠牙"。脐与生殖孔之间有麝香腺，发情季节，特别发达。麝香脉分泌的麝香可作药物和香料，肉可食。
②猪獾：哺乳纲，鼬科，体长 50 厘米左右，尾长 10 多厘米。头长，耳短，前肢爪特长，适于掘土。主要在夜间活动，杂食性，肉可食。
③狗獾：即"貉"。
④貒（tuān）：猪獾的古名。

兔肉

味甘辛，性寒。同白鸡肉及肝心食，令人面黄。同獭肉食，成遁尸病。与姜桔同食，令人心痛，霍乱。忌同鹿肉、鳖肉、芥菜及子末食。十一月至七月食之伤神气。死兔而眼合者杀人。食兔髌多，令人面生髌骨。《内则》云：食兔去尻，不利人也。妊妇不可食，令子缺唇，主逆生。兔尻有孔，子从口出，故妊妇忌之，非独为缺唇也。久食绝人血脉，损元气阳事，令人痿黄。兔肝亦勿与鸡芥、胡桃、柑桔同食。

【译】兔肉味甘辛，性寒。与白鸡肉以及鸡肝、鸡心同食，使人脸发黄。与獭肉同食，会患遁尸病。与生姜、桔子同食，使人心脏疼痛，患霍乱病。不能与鹿肉、鳖肉、芥菜及其子末同食。十一月到七月吃兔肉会损伤人的精神元气。兔子死了闭上眼睛的不能吃，会死人。吃兔子膝盖骨多了，使人脸上长髌骨。《内则》说："吃兔子要去掉臀部。"因为它不利于人。孕妇不能吃兔肉，会使孩子缺嘴唇，还会使孩子逆着出生。兔子屁股有一个孔，小兔就从这里出来，所以孕妇忌食兔肉，不只是因为缺唇。长期吃兔肉会断绝人的血脉，损伤人的元气和性功能，还让男人阳痿、脸色发黄。兔肝也不要与鸡肉、芥菜、胡桃、柑橘同食。

山獭肉

不宜食。其阴茎为补助要药。骨解药箭毒，研少许敷之，立消。

【译】山獭肉不适宜吃。它的阴茎是滋补身体的重要药物。它的骨头能解药箭之毒，只需研磨一点敷上，所中之毒立即消除。

水獭肉

味甘咸，性寒。多食消男子阳气。勿同橙、桔、鸡肉、鸡子、兔肉食。其肝有毒。诸畜肝皆有定数，惟獭肝一月一叶，十二月十二叶，其间又有退叶。或云獱獭无雌，以猨为匹，故猿鸣而獭候。

【译】水獭肉味甘咸，性寒。吃多了会消耗男子的阳气。不能与橙子、橘子、鸡肉、鸡蛋、兔肉同食。水獭肝有毒。各种牲畜的肝都有一定数目，只有水獭肝是一个月长一叶，十二个月长十二叶的，在这期间也有退下来的叶。有人说獱獭没有雌性的，以猿为配偶，所以猿一啼叫獭就等候。

象肉

味甘淡，性平。多食令人体重。象具百兽肉，惟鼻是其本肉。象胆干了，上有青竹文斑光腻。春在前左腿，夏在前右腿，秋在后左腿，冬在后右腿。牙近鼠类，鼠皮则裂。世人知然犀①可见水怪，而不知沉象可驱水怪。夏月合药，宜置象牙于旁。合丹灶以象牙夹灶，得雷声，乃能发光。

【译】象肉味甘淡，性平。吃多了使人身体沉重。象的

①然犀：燃烧犀牛角。然，同"燃"。

身上具有百兽的肉，只有鼻子是它自己的肉。象胆干了之后
上有青竹纹斑，光滑细腻。象的胆春季在前左腿，夏季在前
右腿，秋季在后左腿，冬季在后右腿。象的牙与鼠类相似，
皮与鼠皮相似但是开裂的。世上的人知道燃烧犀牛角就能见
到水怪，而不知把象沉入水中可以赶走水怪。夏天调药，应
该把象牙放在旁边，调合丹灶时，用象牙夹住灶，有雷声，
就能发光。

豺肉

味酸，性热，有毒。食之损人精神，消人脂食，令人瘦。

【译】豺肉味酸，性热，有毒。吃了有损人的精神，还
能消耗人身上的油脂和食物，使人消瘦。

狼肉

味酸，性热。《内则》云：食狼去肠，不利人也。其粪
烧烟直上。

【译】狼肉味酸，性热。《内则》说："食狼去肠，"因
为狼的肠子对人体没有好处。狼粪烧着后的烟是直上天空的。

狐肉

味甘，性温，有小毒。《礼记》云：食狐去首，为害人也。
人卒暴亡，即取雄狐胆，温水研灌，入喉即活，移时者无及矣。

【译】狐肉味甘，性温，有小毒。《礼记》说："吃狐去
首，"因为它对人体有害。如果有人突然死亡，马上取来雄狐

的胆，研碎用温水灌下去，一入喉咙人就活了。但超过一个时辰就来不及了。

狸①肉

味甘，性温。正月勿食，伤神。反藜芦、细辛。食狸去正脊，不利于人。狸类甚多，性味相同。

【译】狸肉味甘性温。正月不要吃狸肉，否则伤神。狸肉与藜芦、细辛的属性相反，不能一起吃。吃狸肉要去掉正脊，否则对人体不利。狸的种类很多，性味都一样。

家猫肉

味甘酸，性温。肉味不佳，亦不入食品。畜之者以虎形、利齿、尾长、腰短、目如金银、上腭多棱者为良。其睛可定时辰。子午卯酉如一线，寅申巳亥为满月，辰戌丑未如枣核也。其鼻端常冷，惟夏至一日则暖。性畏寒，不畏暑。能画地卜食，随月旬上下啮鼠。其孕两月而生。猫有病，以乌药水灌之，可愈也。

【译】家猫肉味甘酸，性温。肉的味道不好，也不能当作食品。畜养的猫以外形似虎、牙齿锐利，尾长腰短，眼如金银一样发光，上腭多棱的为好。猫的眼睛可以定时辰：子午卯酉像一条线，寅申巳亥像满月，辰戌丑未像枣核。它的

①狸：即"豹猫"。体大如猫，浅棕色，有许多棕色斑点，从头到肩部有四条棕褐色纵纹。栖息森林草丛间，常出没于城市近郊。以鸟类为食，常盗食家禽，也吃鼠、蛙、蛇、昆虫、果实等。

鼻子尖常常是凉的，只有夏至这一天才是暖的。猫生性怕冷不怕热，能在画定的范围里预卜老鼠的活动，并捉到它，猫能随月份的上下旬不同来捕鼠。猫怀孕两个月就生产了。如果生病，灌乌药水即可痊愈。

貉[1]肉

味甘，性温。貉逾汶[2]即死，土气使然也。其耳亦聋，与貒貐性味相同。

【译】貉肉味甘，性温。貉越过汶水就死，它不适汶水以北的地理环境。它的耳朵也是聋的，与貒貐的性味一样。

野马肉

味甘，性平，有小毒，食之无益。如家马肉，但落地不沾沙耳。

【译】野马肉味甘，性平，有小毒。吃了对人没好处，如同家马肉。只是落在地上不沾沙子而已。

犀角[3]

味苦酸咸，性寒。妊妇勿服，能消胎气。凡蛊毒之乡，饮食中以角搅之，有毒则生白沫，以之煮毒药则无毒也。忌盐。

【译】犀角味苦酸咸，性寒。孕妇不要服用，能化消胎气。

---

①貉（hé）：动物名。亦称"狗獾"。外形如狐而较胖、尾较短。吻尖、耳短圆。两颊有长毛。穴居河谷、山边和田野间，杂食鱼、鼠、蛙、虾、蟹和野果杂草等。
②汶：汶水，在山东。
③犀角：犀牛之角。犀牛，体粗大，吻上有一或二角。皮肤厚而韧，多皱襞，色微黑，以植物为食。犀角是中药，性寒，味苦酸咸，功能凉血、清热、解毒。

凡是毒蛇、毒虫出没之处。用犀角搅拌饮食，如果有毒就会浮起白沫。用犀角煮毒药，就没毒了。和盐相忌。

老鼠肉

味甘，性热。误食鼠骨，能令人瘦。鼠涎有毒。若饮食收藏不密，涎坠其中，食之令人生鼠瘘，或发黄如金。鼠粪有小毒，食中误食，令人目黄成疸。被鼠咬残之物，人忌食之。

【译】老鼠肉味甘，性热。误吃了鼠骨，能使人消瘦。老鼠唾液有毒，饮食收藏不严密，老鼠唾液落到里面，吃了会生鼠瘘，或者头发黄得像金子一样。老鼠粪有微毒，吃东西误食，会使人眼睛发黄成了黄疸病。老鼠吃剩下的东西，人要禁忌吃它。

土拨鼠①肉

味甘，性平。虽肥而煮之无油味，多食难克化，微动风。

【译】土拨鼠肉味甘，性平。虽然很肥胖，可是煮好了没油水。吃多了难消化，稍有点动风。

貂鼠②肉

味甘，性平。其毛皮寒月服之得风更暖，著水不濡，得雪即消，拂面如焰，尘沙迷目，拭眯即出。近火则毛易脱。

【译】貂鼠肉味甘，性平。它的毛皮冬天穿上遇到风更

---

①土拨鼠：即"旱獭"。体粗壮，头阔而短、耳小而圆，四肢短而强。生活在草原、旷野、岩石和高原地带。穴居、群栖。以植物为生，毛皮柔软珍贵。

②貂鼠：形似黄鼬，尾短而粗，末端毛甚长，耳大，体色暗褐。爪甚尖利，适于爬树。栖息在针叶林中，主食啮齿类和鸟类。毛皮极珍贵。

加温暖。沾上水也不潮湿，落上雪就消失了，从脸上拂过就像火一样温热。如果尘沙迷了眼，稍微擦一下，眯着眼睛就出来了。靠近火，毛就容易脱落。

黄鼠[1] 肉

肉味甘，性平。昔为上供，今不甚重之。多食能发疮。

【译】黄鼠肉味甘，性平。从前是给皇帝的贡品，现在也不怎么看重它了。吃多了能引发疮疖。

黄鼠狼肉

肉味甘，羶臭，性温，有小毒，不堪食。

【译】黄鼠狼肉味甘膻臭，性温，有小毒，不能吃。

猬肉

味甘，性平。误食其骨，令人瘦劣，诸节渐小。

【译】刺猬肉味甘，性平。如果误吃了它的骨头，使人消瘦、身体变坏，而且各个关节渐渐变小。

诸肉有毒

六畜自死首北向、诸畜带龙形、六畜自死口不闭、六畜疫病疔疮死、兽歧尾、诸兽赤足、诸兽肉中有米星、兽并头、禽兽肝青、诸兽中毒及药箭死、脯沾屋漏、米瓮中肉脯、六畜肉热血不断、祭肉自动、诸肉经宿未煮、六畜五脏着草自动、

---

①黄鼠：亦称"大松鼠"，俗称"大眼贼"。形似大家鼠。毛黄色，群栖于干燥草原地区，穴居，白天活动。主食草本植物的茎叶。毛皮可用。

脯曝不燥、生肉不敛水、六畜肉得咸鲊不变色、肉煮熟不敛水、肉煮不熟、六畜肉堕地不沾尘、肉落水浮、肉汁器盛闭气、乳酪煎脍、六畜肉与犬不食者，以上并不可食，杀人，轻则病人，生痈肿疔毒。

【译】以下各种肉都有毒：六畜自己死亡之后头朝北的，各种牲畜带有龙形的，六畜自己死了不闭嘴的，因流行性传染病而死的六畜，尾巴叉开的兽类，脚是红色的兽类，肉里有米星的各种兽类，长两个头的兽类，肝脏发青的禽兽，中毒或中药箭而死的兽类，沾上屋檐漏水的腌肉，放在米瓮里的腌肉，死了之后还热血不断的六畜，自己移动位置的祭肉，放了一夜没有煮的各种肉，五脏碰到草自己会动的六畜，晒不干的腌肉，不缩水的生肉，用盐腌了不变色的六畜肉，煮熟后不缩水的肉，煮不熟的肉，掉在地上不沾尘土的六畜肉，掉在水里就浮起来的肉，用器皿装起来不透气的肉汁，用奶酪煎的肉，给狗都不吃的六畜肉。以上各种肉都不能吃，吃了会死人，轻的也得生病，生痈肿疔毒。

诸脑

诸脑损阳滑精。经夏臭脯痿人阴，成水病。诸脂燃灯损目。食本生命肉[1]，令人神魂不安。春不食肝，夏不食心，秋不食肺，冬不食肾，四季不食脾。

【译】各种动物的脑子吃了都会损伤人的阳气，使男人

---

[1]食本生命肉：吃自己属相的动物的肉。

自行滑泄出精液。如果吃了过了夏的臭腌肉，会使人的阴部萎缩导致水病。它们的脂肪点灯会伤人眼睛。吃了自己属相动物的肉，使人神魂不安。春天不要吃肝，夏天不要吃心，秋天不要吃肺，冬天不要吃肾，四季都不吃脾。

解诸肉毒

伏龙肝①末、本畜②干屎末、黄蘖末、赤小豆烧末、东壁土末、头垢一钱起死人。白扁豆末并水服、饮人乳汁、豆豉汁服之，亦能解之。药箭毒以大豆煎汁或盐汤。食肉不消，还饮本汁，或食本兽脑，即消。

【译】解各种肉中毒的方法是：伏龙肝末、因为吃了它的肉中毒的这个动物的干屎末、黄蘖末、赤小豆烧成的末、房屋东墙上的土末，头垢一钱能使死人复活。白扁豆末用水冲服，喝人的乳汁，或服用豆豉汁也能解毒。药箭毒，可用大豆煎汁或用盐水解毒。吃肉不消化，就喝一点这种肉的肉汤，或者吃这种兽的脑子，马上就消化了。

---

①伏龙肝：中药名，亦称"灶心土"。久经柴草熏烧的灶底中心的焦土。性微温，味辛，功能温中和胃、止血。
②本畜：因吃它的肉而中毒的那种畜牲。

烹坛新语林

"民以食为天""治大国若烹小鲜"。我们厨师通过学习中华烹饪古籍知识，可以穿越时空，感受到饮食文化的博大精深和传承厨艺的创新发展之路。

中国烹饪"以味为核心，以养为目的"。作为当代厨师需要博古通今，了解更多的饮食文化知识，掌握更全面的烹调技法，"传承特色不忘其本，发展创新不乱其味"，与时俱进，从"厨"到"师"让更多的人群吃出特色、吃出美味、吃出健康来。

朱永松——世纪儒厨，北京儒苑世纪餐饮管理中心总经理

随着对烹饪事业的不断追求，对于源远流长的中华饮食文化之博大精深领悟得越透彻，对古人高超的烹饪技艺及蕴含其中的生活智慧就更加充满敬意。

伴随着人民对美好生活的新期待、礼敬传统，挖掘历史古籍，汲取营养，把握烹饪发展脉络，找寻新时代前进的方向，对进一步找回文化自信，对促进当今的餐饮发展，促进人类饮食文明的进一步提高有着积极作用。

杨英勋——全国人大会议中心总厨

"坚持文化自信，弘扬工匠精神"，作为"烹饪王国"中的一名餐饮文化传播者，一直细品着"四大国粹"之一的"烹饪文化"的味道。

民族复兴，助力中国烹饪的发展；深挖古烹之法，"中和"时代新元素，为丰富百姓餐桌增添活力。"自然养生、回归味道"正是餐饮界数千万人所追求的终极目标。挖掘中华烹饪古籍是"中国梦""餐饮梦"中最好的馈赠。

杨朝辉——北京和木 The Home 运营品控总经理

古为今用，扬长避短，做新时代的营养厨师，是我从厨的信念。

"国以民为天，民以食为天"，饮食文化博大精深，学无止境。我们不仅要传承，还要创新。海纳百川，不断地充实自己的烹饪实力。与时俱进，博取各地菜式之长，用现代化的管理意识，为弘扬中国的烹饪事业做出贡献。

梁永军——海军第四招待所总厨

中国饮食文化随着国力的日益强大，在世界上的影响越来越大，各菜系都在传承、创新和发展。

在互联网高速发展的时代，需要更大的创新和改革。无论如何创新，味道永远是菜品的魂，魂从哪里来？就需要我们专业厨师了解传统烹饪技艺、了解食材特性和有炉火纯青的烹饪技法。中华烹饪古籍的出版是餐饮界功在当下、利在千秋的，是幸事、喜事，让更多的厨师得以学习、借鉴、传承和发扬。传承不是守旧，创新不能没根，传承要有方向性、差异性、稳定性、时代性。

王中伟——中粮集团忠良书院研发总监

古为今用，我根据传统工艺和深圳纯天然的鲜花食材（木棉花、玫瑰花、茉莉花、百合花、菊花、桂花等）潜心研究素食，且着重于鲜花素饼与饼皮的研究，推出了五种不同口味的鲜花素饼，即"深圳味道"，得到食客的高度的评价。

张 国——深圳健康餐饮文化人才培训基地主任

我是地地道道的广东人，深受广东传统文化影响。"敢为人先，务实创新，开放兼容，敬业奉献"，这是公认的广东精神，也是我从艺从教的行动方针。

潜心烧制粤菜，用心推广融合菜。我以粤菜为中式菜的基础，不断求新求变，"中菜西做""西为中用"。两年时间内研制出具有广东菜特色的 30 多种融合菜的代表作，引领了珠海、中山两地餐饮业的消费新热潮。同时，作为一名烹饪专业兼职教师，我将生平阅历和所学倾心相授给我的学生，期待培养出更多既有粤菜扎实功底又具有国际视野的烹饪专业优秀人才。研读烹饪古籍也给了我不断探索的动力和灵感。

李开明——中山朝富轩运营总监

我秉持着"做出让客人完全称心满意的餐饮"的心态，从食材选购、清洗、烹饪再到调味等每一环节和细节，都在我心中反复地思考和推敲。从了解客人的喜好，到吃透食材的本身，二者合一，这是制作出优秀菜品关键中的关键。

这几年，我也试着把健康、养生的想法更多地融入菜品之中，把养生餐饮推广出去，让更多的顾客感受餐饮的魅力。

"做菜就是文化的传承，摆盘无论是有多好看，如果没有文化作为底蕴支撑，再好看的菜品也没有了灵魂。"

吴申明——三亚半岭温泉海韵别墅度假酒店中餐厨师长

中国烹饪事业是在源源流长的不同社会变革中发展起来的。自远古时代的茹毛饮血、燧木取火到烹制熟食、解决温饱、吃好，再到吃出营养和健康，都是一代又一代餐饮人的艰辛付出，才换来了今天百姓餐桌百花齐放的饕餮盛宴。

自改革开放以来，随着物质生活的逐渐丰富，人民生活水平的不断提高，健康问题就是新形势下餐饮工作者思考的问题。要从田间到餐桌、从生产加工到制作销售，层层监管，再加上行业监管，才能真正地把安全、放心、营养、健康的食品送到百姓餐桌上。那么，新时代形势下的职业厨师，更应该挖掘古人给我们留下的宝贵财富，发奋图强、励精图治，把我们的烹饪事业弘扬和传承下去。

丁海涛——北京川海餐饮管理有限公司总经理

中国文化历史悠久，中华美食源远流长。从古至今，民以食为天，人们对美食的追求与向往从来就没有停止过。随着饮食文化的不断发展，人们对美食的追求也不断提升。

近年来，结合国外先进理念，中国饮食演变出了很多新的概念菜式，如"分子美食技术、中西融合的创意中国菜、结合传统官府菜"的意境美食菜式被不断创新。对于新时代的中国厨师而言，在思想上，应不忘初心、匠心传承；在技艺上，应借鉴当今世界饮食文化的先进理念，汲取中国传统饮食各菜系之精髓，不断地寻找新的前进方向，才能让中国饮食文化屹立于世界之巅。

王少刚——北京四季华远酒店管理有限公司总经理

随着时代的发展，餐饮消费结构年轻化，80后、90后成为餐饮消费市场的中坚力量。这意味着餐饮行业将会出现一大批，为迎合这一庞大消费群体的个性化、私人化的餐饮服务，更多的传统饮食以"重塑"的方式涌现，打上现代化、年轻化、时尚化的标签。

但无论如何变迁，餐饮人都不要被误导，还是应该回归初心，把菜做好。把产品做到极致，自然会有好的口碑。

宋玉龙——商丘宋厨餐饮

随着经济全球化趋势的深入发展，文化经济作为一种新兴的经济形态，在世界经济格局中正发挥着越来越重要的作用。特别是中国饮食文化在世界上享有盛誉。不管是传统的"八大菜系"，还是一些特色的地方菜，都是中国烹饪文化的传承。长期以来，由于人口、地理环境、气候物产、文化传统，以及民族习俗等因素的影响，形成了东亚大陆特色餐饮类别。随着中西文化交流的深入，科学技术不断发展，餐饮文化也在不断地创新发展，在传统的基础上，增加了很多新的元素。实现了传统与时尚的融合，推动了中国饮食文化走出国门、走向世界。

李吉岩——遵义大酒店行政总厨

中国饮食文化历史源远流长、博大精深，历经了几千年的发展，已经成为中国传统文化的一个重要组成部分。中国人从饮食结构、食物制作、食物器具、营养保健和饮食审美意识等方面，逐渐形成了自己独特的饮食民俗。世界各地将中国的餐饮称为"中餐"。中餐是一种能够影响世界的文化，中餐是一种能够惠及人类的文化，中餐是一种应该让世界分享的文化。

李群刚——食神传人，初色小馆创始人

中国饮食文化博大精深、源远流长。烹饪是一门技术，也是一种文化，既包含了饮食活动过程中饮食品质、审美体验、情感活动等独特的文化底蕴，也反映了饮食文化与优秀传统文化的密切联系。

随着时代的发展，人们越来越崇尚饮食养生理念。通过挖掘烹饪古籍，学习前辈们的传统技艺，再结合现代养生理念，不断地创新，将中华饮食文化发扬光大，是我们这一辈餐饮人不忘初心、牢记匠心的责任和使命。

唐　松——中国海军海祺食府餐饮总监

随着饮食文化的发展和进步，创新是人类所特有的认识和实践能力，中华餐饮也因此在五千年的发展中越发博大而璀璨。烹饪不仅技术精湛，而且讲究菜肴的美感。传统烹调工艺的研究是随着社会的发展和物产的日益丰富而不断进步的。弘扬中国古老的饮食文明，更要发展以面向现代化、面向世界、面向未来为理念的烹饪文化，才能紧跟社会发展的步伐，跟得上新时代前进的方向，才能促进当今饮食文化的发展。创新不忘本、传承不守旧，不论是传统烹调工艺的传承，还是创新菜的细心研究。无数的美食，随着地域、时间、空间的变化，也不断地变化和改进。用舌尖品尝中国饮食文化，食物是一种文化，更是一种不可磨灭的记忆。

张陆占——北京宛平九号四合院私人会所行政总厨

"舌尖上的中国"让世界看到了中餐的博大精深，其中最有影响力的莫过于源远流长的地方菜系。这些菜系因气候、地理、风俗的不同，历经时间的沉淀依旧具有鲜明的地方特色。

随着时代的变迁、饮食文化的发展，现代人对于美食有了更高的要求，促使中餐厨师不断地创新和完美地传承。无论是经典菜系的传承，还是创意菜的悉心研究，对于中餐厨师而言，凭借的都是对美食的热爱与执着。也正因此，才令中餐的美食文化传承至今，传承不守旧，创新不忘本。

常瑞东——郑州市同胜祥餐饮服务管理有限公司出品总监

美食是认识世界的绝佳方式，要认识和了解一个国家、一个地区，往往都是从一道好菜开始。以吃为乐，其实不仅仅是在品尝菜肴的味道，也是在品尝一种文化。中华美食历史悠久，是中华文明的标志之一。中餐菜肴以色艳、香浓、味鲜、形美而著称。

中国烹饪源远流长、烹饪文化、烹饪技艺代代相传。我们应该让传统的技艺传承下去，取其精华去其糟粕，不断创新和融合，不断推陈出新。

张 文——大同魏都国际酒店餐饮总监

中国烹饪历史悠久、博大精深，只有善于继承和总结，才能善于创新。仅针对保持菜肴的温度的必要性，说说我的看法。

人对味觉的辨别是有记忆的，第一口与最后一口的味道是有区别的。第一口的震撼是能让人记住并唇齿留香，回味无穷的。把90℃的菜品放在一个20℃的器皿里，食物很快就会凉掉，导致口感发柴、发涩，失去其应有的味道。因此，需要给器皿加温，这样才能延长食物从出锅、上桌到入口的"寿命"。

陈　庆——北京孔乙己尚宴店出品总监

挖掘烹饪古籍是"中国梦""餐饮梦"中最好的馈赠。从美食的根源、秘籍、灵感、创新四个角度出发，深入挖掘厨艺背后的故事，分享超越餐桌的味觉之旅，解密厨师的双味灵感世界。这种尊重与分享的精神兼具传承和创新的灵感，与独具慧眼的生活品味不谋而合。

孙华盛——北京识厨懂味餐饮管理有限公司董事长

中国的饮食文化，有季节、地域之分。由于我国地大物博，各地气候、物产和风俗都存在着差异，形成了以川、鲁、苏、粤为主的地方风味。因季节的变化，采用不同的调味和食材的搭配，形成了冬天味醇浓厚、夏天清淡凉爽的特点。中国烹饪不仅技术精湛，食物的色、香、味、型、器具有一致协调性，而且对菜的命名、品味、进餐都有一定的要求。我认为，中国饮食文化就其深层内涵可以概括成四个字"精、美、情、礼"。

宋卫东——霸州三合旺鱼头泡饼店厨师长

中国烹饪是膳食的艺术，是一种复杂而有规律的、将失败转化为食物的过程。中国烹饪是将食材通过加工处理，使之好吃、好看、好闻的处理方法。最早人们不懂得人工取火，饮食状况一片空白。后来钻木取火，从此有了熟食。随着烹调原料的增加、特色食材的丰富、器皿的革新，饮食文化和菜品质量飞速提高！

王东磊——北京金领怡家餐饮管理有限公司副总经理

我是一名土生土长的北京人，当初怀着对美食的热爱和尊敬开始了中式烹调的学习。在从事厨师近 30 年，熟悉和掌握了多种风味菜式，我始终认为中餐的发展应当在遵循传统的基础上不断创新，每一道经典菜看要有好的温度、舒适的口感和漂亮的盛装器皿。

因为我是北方人，所以做菜比较偏于北方，但为了满足南方客人及外国客人的味蕾，我每天都在研究如何南北结合、东西融合。

我一直坚持认为一道菜的做法，无论是食材还是调料的先后顺序、发生与改变，都会影响到菜品的最终味道。我希望做到的是把南北融合，而不是改变。让客人在我这里享用到他们想吃的，而不是让他们吃到我想让他们吃的。

融合创新的同时，不忘对于味道本身的尊重，我始终信奉味道是中餐的灵魂。我信奉的烹饪格言是"唯有传承没有正宗，物无定味烹无定法，味道为魂适口者珍"。

麻剑平——北辰洲际酒店粤秀轩厨师长

中国烹饪源远流长，自古至今，经历了生食、熟食、自然烹食、科学烹食等发展阶段，推出了千万种传统菜肴和千种工业食品，孕育了五光十色的宫廷御宴与流光溢彩的风味儿家宴。

中国烹饪随着时代的变迁以及技法、地域、经济、民族、宗教信仰、民俗的不同，展示出了不同的文化韵味，形成了不同流派的菜系，各流派相互争艳，百家争鸣。精工细作深受国内外友人喜爱，赋予我国"美食大国"的美称且誉满全球。

高金明——北京城南往事酒楼总厨

从《黄帝内经》《神龙百草经》《淮南子本味篇》等古籍到清代的《随园食单》，每次翻习都能有不同的感悟。《黄帝内经》是上古的养生哲理，《淮南子本味篇》是厨师的祖师爷给我们留下来的烹饪宝典，而敦煌出土的《辅行决》更是教你重新认识季节和性味的关系。在现代社会，知识的更迭离不开我们古代先哲的指引，学习的深入要追本溯源，学古知今。

王云璋——中国药膳大师

中华美食汇集了大江南北各民族的烹饪技术，融合了各民族的文化传承。随着人们的生活水平不断的提高，现在人们的吃都是讲究"档次"和"品味"规格，当然也表现在追求精神生活上。民以食为天，南北地域的菜品差异，从而产生对美食的新奇审美感，这种对不同区域各类美食风格的新体验，就是传说中"舌尖上的中国"。

郭效勇——北京宛平盛世酒楼出品总监

从古时候的"民以食为天"，到今天的"食以安为先"，人们的饮食观念发生了翻天覆地的变化。作为餐饮从业者一定要把握好饮食变化的规律，才能更好地服务于餐饮事业的发展和人民生活的需要。

当物质生活丰富到一定程度，人们对饮食的追求将更趋于自然、原生态、尽量避免人工合成或科技合成等因素的掺杂。

"穷穿貂，富穿棉，大款穿休闲"，是现实社会消费现象的写照。新中国成立前，山珍海味是将相王侯、达官显贵的桌上餐，普通老百姓只有听听的份，更没有饕餮一餐的口福。改革开放以来，"旧时王谢堂前燕，飞入寻常百姓家"，物质资源的极大丰富，老百姓原来只能听听而已的珍馐佳肴，逐渐成为每个家庭触手可及的饮食目标。人们对餐饮原料、调味的"猎奇心态"越来越严重，促使生产商在利益的驱使和高科技的支持下生产出各种"新原料、新调料"。

私人订制、农家小院、共享农场等新的生活方式逐渐成为社会餐饮消费的主流，人们开始追求有机的、原生态的餐饮原料，也开始把饮食安全作为一日三餐的重要指标。因此，我们餐饮人员一定要紧随趋势，为广大百姓提供、制作健康安全的食品。

范红强——原首都机场空港配餐研发部主管

纵观华夏各民族的传统菜肴和现代烹饪技术，我们餐饮技术人员应对遗落于民间的菜肴和风俗文化进行深入的挖掘和继承，并研发出适合现代市场的菜肴，改良和完善健康美食体系。在打造"工匠精神"的同时，培养和提升行业年轻厨师们的道德品质和烹饪技术能力，大力发扬师傅带徒弟的良好风气，弘扬中国烹饪文化精神。让更多的人在学习和传承中，树立正确的价值观，发挥出更加精湛的技艺，充分体现中国厨师在全社会健康美食中的标杆和引领作用，打造全社会健康美食的精神灵魂。

尹亲林——现代徽菜文化研究院院长